Cómo afrontar
el cáncer
y rehacer tu vida

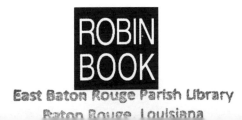

ROBIN
BOOK

Kim Thiboldeaux y Mitch Golant

Cómo afrontar el cáncer y rehacer tu vida

Traducción de Bernardo Moreno Carrillo

alternativas

ROBIN BOOK

Si usted desea que le mantengamos informado de
nuestras publicaciones, sólo tiene que remitirnos su
nombre y dirección, indicando qué temas le interesan,
y gustosamente complaceremos su petición.

Ediciones Robinbook
información bibliográfica
C/. Indústria 11 (Pol. Ind. Buvisa)
08329 – (Barcelona)
e-mail: info@robinbook.com
www.robinbook.com

Título original: *The Total Cancer Wellness Guide*
© 2007, The Wellness Community
   Published in agreement with Susan SHULMAN , A LITERARY   AGENCY , NEW YORK ,
   NEW YORK , USA

© Ediciones Robinbook, s. l., Barcelona
Diseño cubierta: Regina Richling
Fotografías de cubierta: iStockphoto
Producción y compaginación: MC produccció editorial
ISBN: 978-84-9917-300-9
Depósito legal: B.28830-2012
Impreso por Limpergraf, Mogoda, 29-31 (Can Salvatella),
   08210 Barberà del Vallès

Impreso en España -Printed in Spain

Este libro está dedicado a la memoria, y gran visión, de nuestro querido amigo y fundador de la Wellness Community, el doctor Harold Benjamin, q.e.p.d., y a todas las personas afectadas por el cáncer.

Nota de agradecimiento

Cáncer: *Guía total de salud* es la culminación de una historia muy bonita, la de The Wellness Community.* Mientras mandamos las pruebas a la imprenta, estamos celebrando los veinticinco años de nuestra tarea tratando gratuitamente a pacientes de cáncer y a sus seres queridos en Estados Unidos y en el resto del planeta en general. Nos complace enormemente compartir nuestra filosofía programática, así como nuestras lecciones aprendidas con el paso de los años, algunos consejos muy útiles y muchos relatos enriquecedores de nuestros decididos, apasionados, ocurrentes e inspirados participantes.

Son muchas las personas que han contribuido a la redacción de este libro. Para empezar, nos gustaría reconocer aquí la tremenda sabiduría y talento de nuestro equipo «troncal»: las doctoras Patricia Gantz, Eunice Jadlocki y Katina Jones y el doctor John Kleinbaum. De manera muy especial, Katina dedicó gran energía, tiempo y pasión a este proyecto y aportó su extraordinaria experiencia vital y comprensión profesional a nuestra obra. También nos gustaría expresar nuestro agradecimiento a nuestros queridos amigos el doctor Mehmet Oz y a Harriet Benjamin por sus cuidadosas observaciones, que han contribuido enormemente a la profundidad y claridad de las informaciones aquí presentadas. Vuestras opiniones ponderadas han mejorado considerablemente esta guía para todas las personas afectadas de cáncer.

Asimismo, nos gustaría agradecer las contribuciones de toda la plantilla de la Wellness Community repartida por todo el país: Zena Itani, Vicki Kennedy, Janet McIver, Mark Meinke, Ellen Myerberg, Shannon Pao, Michelle Pollak, Lynn Riker, Julie Taylor, Megan Taylor-Ford y Erica Weiss. Sinceramente, sois un equipo de primerísimo orden, y es un honor trabajar con vosotros. Gracias igualmente a todos nuestros directores ejecutivos, di-

* N. del T. Literalmente, «Comunidad del Bienestar o del Sentirse Bien».

rector de programa, plantilla local, moderadores, miembros de los consejos de administración locales y nacional de la Wellness Community, así como a los miembros del consejo asesor profesional locales y nacional, por vuestro decidido apoyo a nuestra misión y vuestra incansable ayuda a este proyecto tan importante.

Nos gustaría además expresar nuestro agradecimiento a las numerosas corporaciones, fundaciones y particulares que han dado su apoyo financiero, tan importante, a la Wellness Community a lo largo de todos estos años. Vuestra generosidad ha hecho posible nuestra obra.

También quisiéramos mostrar nuestro reconocimiento y agradecimiento a nuestros amigos y colegas que han hecho realidad este proyecto; a saber, Ivan Kromenfeld, Carl Koerner y Nathalie Casthely, de Corner and Kronenfeld Partners, así como a Frank Welmann y a su equipo del Literary Group, a Glenn Yeffeth y al equipo de BenBella Books, a Andy Sandler, Ken Kaufman y Matt Fagin, que trabajan en Skadden, a Arps, Slate, Meagher & Flom, LLP, y, finalmente, a nuestro querido amigo e infatigable valedor Holly Page Hoscheit.

Por último, nos gustaría expresar nuestro agradecimiento a todas aquellas personas afectadas de cáncer que han asistido a nuestros programas tanto en persona como *online*. Ustedes son los verdaderos inspiradores de este libro y la fuerza que nos ha impulsado a seguir con esta obra día tras día. Esperamos que, aunque sea mínimamente, la Wellness Community les haya interesado y ayudado en su peregrinaje con el cáncer.

KIM THIBOLDEAUX Y MITCH GOLANT

Me gustaría dar las gracias a mis numerosos profesores, mentores y guías que, a lo largo del camino, me han enseñado siempre a buscar finalidad en mi obra y en mi vida y a dedicarme por completo a cualquier tarea que haya decidido emprender, sea ésta grande o pequeña. Entre ellos, debo mencionar a Susan Cohen Smith, Warren Dennis *(in memoriam),* Ian Portnoy, Chris Wolf, Jeff Travers, Frank Condella, Kevin Rigby, Bill Ashbaugh, Harry y April Davidow, Jack Wickens, Chuck Sheper, Jill Durovsik y Ellen Stovall.

Me gustaría también dar aquí las gracias de todo corazón a mis amigos y a mi familia, que me han apoyado en cada fase de mi vida y han mostrado un entusiasmo sin par por este proyecto. Gracias especiales a mis padres, Bert y Joann, por su amor, dedicación familiar y alegría, que no han dejado de rebosar día tras día.

Finalmente, me gustaría dar las gracias a mi coautor en este proyecto, Mitch Golant. Mitch está en la Wellness Community prácticamente desde el principio. Su dedicación y espíritu compasivo no tienen par y su talento no tiene medida. Gracias, Mitch, por todo lo que haces por la gente afectada de cáncer.

KIM THIBOLDEAUX

Prefacio

En abril de 1985 empecé a ayudar en la creación de grupos de apoyo en la Wellness Community. En aquella época, trabajábamos en una casita amarilla en Santa Mónica, California. Ninguno de los que formábamos parte de la plantilla profesional autorizada imaginaba lo que nos depararía el futuro. En esa época tratábamos de comprender el «concepto de paciente activo» de The Wellness Community (TWC), gracias a las enseñanzas del doctor Harold Benjamin, fundador de TWC. Hoy, la idea inicial del doctor Benjamin –es decir, la idea del paciente activo– ha penetrado e influido positivamente en todos nosotros, permitiéndonos ver cómo las actitudes, acciones y creencias de un paciente impactan decisivamente en la experiencia del cáncer. Yo tuve la gran suerte de tener al doctor Benjamin como mentor, amigo y socio a lo largo de veinte años. *Cáncer: Guía total de salud* no podría haberse escrito sin sus enseñanzas y dedicación a todas las personas con cáncer.

Me gustaría expresar también mi reconocimiento a mis colegas y amigos de todo el campo de la oncología psicosocial, que han apoyado el crecimiento y progreso de la Wellness Community en los últimos veinticinco años. En concreto, gracias especiales a los doctores David Spiegel, Janine Giesel-Davis, Mort Lieberman y Andy Winzelberg, que me han asesorado y enseñado a hacer investigación en un marco comunitario. Kim y yo tenemos también contraída una deuda de gratitud especial con los médicos Deane Wolcott, Jimmie Holland, Julia Rowland, Matt Loscalzo, Barry Bultz y Alan Valentine y Diana Jeffery, máster en asistencia social, todos los cuales son maestros en la ciencia de atender a los demás. Gracias igualmente a Joel DeGrands y Jeremy Lundberg por habernos ayudado a atender a los pacientes de cáncer de una manera nueva e innovadora.

A mi mujer, Susan Golant, que ha sido mi compañera de fatigas y cuyo amor y apoyo paciente están en el corazón de todas las cosas buenas y posibles.

Y, por último, a mi coautora Kim Thiboldeaux, cuya infatigable energía y convencimiento de que de nuestra colaboración hacia una meta común pueden surgir cosas buenas son toda una inspiración para mí por encarnar el concepto de la verdadera comunidad.

MITCH GOLANT

Prólogo

Las noticias sobre el cáncer son mejores que nunca. Si bien es verdad que hay más personas a las que se les diagnostica cáncer, son pocas las que mueren de la enfermedad, siendo numerosas las personas con cáncer que viven más años y mejor. Asimismo, éstas están aprendiendo a vivir bien con, a través de y más allá del cáncer.

En los últimos veinticinco años se han producido importantísimos avances en el diagnóstico y tratamiento del cáncer. Estos avances en la mayor parte de los cánceres han permitido una mejora en los resultados, posibilitando un número sin precedentes de supervivientes sin enfermedad a largo plazo, así como una supervivencia prolongada para quienes han desarrollado metástasis, pero, a medida que se eleva el número de quienes viven con cáncer, se eleva también la carga sobre el sistema sanitario. En consecuencia, son muchos los pacientes que están empezando a tomar el control de sus propios planes de asistencia. Es decir, que se han convertido en consumidores cualificados de la atención sanitaria. Según una reciente encuesta a 1.111 adultos publicada por el *New York Times/CBS News* en febrero de 2005, el 44% de los pacientes que recibieron un diagnóstico buscaron más información sobre opciones de tratamiento en otras fuentes distintas a sus médicos, entre ellas Internet, amigos, parientes e incluso otros médicos. A algo más de la mitad de los pacientes encuestados que recibieron un diagnóstico se les dio múltiples opciones de tratamiento, y un tercio tomó decisiones propias. Quienes tenían entre cuarenta y cinco y sesenta y cuatro años se mostraron los más susceptibles de hacerse cargo de su propia atención médica, tomando decisiones bien fundamentadas y bien informadas sobre sus tratamientos.

Los pacientes necesitan ponerse manos a la obra para superar los tres elementos estresantes del cáncer más comunes: la pérdida de esperanza, la pérdida de control y la sensación de aislamiento. Hay que mentalizarlos y capacitarlos. El actual paciente de cáncer es más que nunca capitán de su propio equipo de tratamiento. Sin embargo, si los pacientes de cáncer no cuentan con un apoyo eficaz y unos equipos de recursos *in situ* adecuados para protegerles contra el trauma del diagnóstico y del tratamiento, así como de ayudas para navegar por las múltiples elecciones que tienen en cada aspecto de esta enfermedad transformadora de la vida, ellos y sus familias se verán obligados a batirse a diario con unas arduas decisiones que a la mayor parte de nosotros nos gustaría no tener nunca que tomar. En muchos aspectos, se necesita toda una gran asociación –una gran *wellness community* del cáncer– para ayudar a guiar al paciente a través del laberinto de elecciones y hacer frente a cuestiones que van desde superar el *shock* inicial del diagnóstico a crear un legado vivencial y una vida llena de sentido.

Mediante poderosos testimonios en primera persona de participantes en la Wellness Community de todo el mundo y de toda una gama de los mejores consejos, investigaciones basadas en análisis, tratamientos e informaciones acerca de apoyos actualmente disponibles, *Guía para la recuperación total del cáncer* le ayudará a usted, paciente de cáncer, a sentirse capacitado, positivo y centrado en su curación. Aprenderá asimismo a convivir en paz con su enfermedad, independientemente de lo que pueda deparar el camino que tenemos por delante.

Siempre que esté usted afectado por la experiencia del cáncer (recién diagnosticado, en tratamiento activo, en postratamiento o sea un superviviente a largo plazo), este libro tendrá algo que ofrecerle. El *Concepto del Paciente Activo de la Wellness Community* es tan relevante hoy como lo fue hace veinticinco años, por no decir incluso más.

MEHMET C. OZ, doctor en medicina, presidente del Departamento de Cirugía, Centro Médico Presbiteriano de Nueva York; director del Instituto Cardiovascular del Centro Médico Presbiteriano de Nueva York, y Profesor de Cirugía de la Universidad de Columbia.

Introducción

La Wellness Community
Veinticinco años ya, y todavía creciendo

La Wellness Community ha sido una parte valiosísima de mi experiencia personal con el cáncer en cuanto que me ha ayudado a contemplar la vida con una mirada esperanzada. Mi grupo me dio el apoyo y los instrumentos que yo necesitaba para saber convivir con el cáncer. Siempre estaré agradecida a la Wellness Community y a sus valiosísimos recursos online, que me ayudaron a lo largo de mi experiencia con el cáncer.

ROSEANN FORZIANO, participante de
la Wellness Community

En 1987, Roseann Forziano era una esposa de treinta y dos años y madre de un vivaracho hijo de cuatro. Como madre joven muy atareada, el tener cáncer era un pensamiento que no entraba en su cabeza. Sin embargo, tras encontrar un bulto en su pecho derecho, se le diagnosticó cáncer y tuvo que hacer frente a un futuro incierto.

Mientras buscaba alguna manera de hacer frente a este giro de los acontecimientos tan inesperado como devastador, leyó algo sobre Gilda Radner y su participación en The Wellness Community (TWC) de Santa Mónica. También leyó el libro del doctor Harold Benjamin *From Victim to Victor* (De víctima a vencedor), y el honesto y esperanzado mensaje de la Wellness Community para personas con cáncer le resultó decisivo para su propia recuperación.

Quince años, después, en noviembre del 2002, volvió el cáncer de mama de Forziano. Esta vez, le dijeron que tenía cáncer de mama fase IV con metástasis en la piel. Se quedó de piedra. Acudió de nuevo a la Wellness Community, con sede en Washington, D.C., en busca de guía y esperanza. Aunque no vivía cerca de una de las veintidós instalaciones de TWC repartidas por todo el país, tuvo la suerte de poder contar con The Virtual Wellness Community, que le facilitó por Internet la información y el apoyo que necesitaba.

En la actualidad, el cáncer de Forziano está bajo control, y ella le está profundamente agradecida a la Wellness Community y a su grupo de apoyo *online* por haberle proporcionado esperanza, guía y sensación de bienestar.

Al igual que la mayor parte del más del millón cuatrocientos mil pacientes de cáncer diagnosticados cada año –y que los más de diez millones de supervivientes de cáncer–, la vida de Forziano cambió radicalmente desde el momento en que conoció el diagnóstico. De repente, se vio luchando para encontrar su camino a través de un remolino de papeleo, opciones de tratamiento y decisiones peliagudas.

Por triste que parezca, algunos médicos están demasiado atareados para ofrecer una atención personalizada, con lo que la experiencia del cáncer parece más solitaria aún para aquellos pacientes que, como Roseann, sintieron que el mundo se les venía encima.

Entremos en la Wellness Community

La Wellness Community, que celebró su vigésimo quinto aniversario en junio de 2007, es una organización internacional no lucrativa dedicada a suministrar apoyo gratuito, educación y esperanza a personas con cáncer y a sus seres queridos. Mediante la participación en grupos de apoyo conducidos por profesionales, así como en talleres educativos, programas de nutrición y de ejercicios, y clases para la mente y el cuerpo, las personas afectadas de cáncer aprenden aptitudes vitales que les permiten recuperar el control, reducir el aislamiento y recuperar la esperanza, independientemente de la fase en que se encuentre su enfermedad. En la actualidad existen veintidós Wellness Communities en Estados Unidos, veintiocho centros satélites, dos centros en sendas capitales extranjeras (Tel Aviv y Tokio), cinco comunidades en desarrollo y apoyo *online* en «The Virtual Wellness Community».

La Wellness Community fue fundada por el doctor Harold Benjamin en Santa Mónica, California, en 1982. Tras su experiencia con el cáncer de mama de su esposa, y tras varios años de estudio del impacto psicológico y social del cáncer, el doctor Benjamin formuló el «concepto de paciente activo». Esta idea revolucionaria sería reconocida años después en la muestra

Walt Disney World EPCOT Metropolitan Life como uno de los desarrollos más significativos en la evolución de la atención sanitaria moderna.

Además del concepto de paciente activo, la otra piedra angular de nuestro programa es que todos los servicios están suministrados de manera gratuita en un ambiente «familiar» y comunitario. Este aspecto «comunitario» es tal vez el más importante del modelo de atención de la Wellness Community, el cual la distingue de cualquier otra organización. Actualmente, miles de personas con cáncer, junto con sus seres queridos, se encuentran unidos a través de nuestros programas. Hay personas que vienen en el momento del diagnóstico, durante o al final del tratamiento, cuando reaparece la enfermedad o tras varios años sin tratamiento. Todas acaban aprendiendo que no están solas en su lucha, ya sea para la recuperación física, emocional o espiritual. Juntas, consiguen hacerse de nuevo con el control de sus vidas y, al final, descubren que la esperanza es una herramienta valiosísima, independientemente de la fase de la enfermedad.

Un factor importante en la expansión de las instalaciones y centros a principios de la década de 1990 lo constituye sin duda Gilda Radner, participante en la TWC hasta su muerte por cáncer de ovarios en 1989. En su libro *It's Always Something (Siempre hay algo),* departe por extenso acerca de su experiencia en ña Wellness Community. Tras leer su libro, muchos pacientes se han puesto manos a la obra para crear un centro en su zona habitual de residencia..

La organización nacional se constituyó oficialmente en 1989 para facilitar la expansión fuera de California. En el 2002, la sede nacional se trasladó a Washington, D.C., época en que la Wellness Community celebraba su vigésimo aniversario. La plantilla nacional está consiguiendo que la Wellness Community entre con buen pie en el futuro. Con objeto de culminar su tarea, la Wellness Community-National se ha propuesto:

- expandir la conciencia pública y profesional acerca de los programas de la Wellness Community;
- afianzar los centros e instalaciones ya existentes y desarrollar otros nuevos;
- suministrar programas de tecnología punta basados en pruebas, que respondan a las necesidades de los pacientes y sus familias;
- participar en la investigación psicosocial con objeto de evaluar nuestros servicios y contribuir a un corpus de conocimiento mayor sobre el cáncer y el apoyo psicosocial.

En el año 2002, la TWC lanzó The Virtual Wellness Community *online*: www.thewellnesscommunity.org. La Virtual Wellness Community ofrece los primeros grupos de apoyo *online* de su género en tiempo real, conducidos por profesionales formados. La Virtual Wellness Community se desarrolló como resultado de estudios pilotos e innovadores en las universidades de Stanford y California, San Francisco. Esta colaboración en el campo de la investigación «iniciada en el seno de una comunidad» es el modelo exacto sobre el que está hablando el National Cancer Institute (NCI) (Instituto Nacional del Cáncer) para llegar a poblaciones carentes de servicios mediante investigaciones basadas en pruebas. La TWC también atiende a adolescentes con cáncer mediante un programa premiado basado en la web llamado «Group Loop» («Bucle de Grupo): www.grouploop.org.

> *A cada superviviente, o ser querido de un superviviente, con quien entro en contacto le doy un folleto sobre la TWC y una tarjeta. Luego le hago saber que la TWC puede ser realmente determinante en la manera de recorrer el propio camino. Yo he visitado TWCs de todo el país, y siempre saco la misma impresión. Incluso remito a la gente a otras TWCs del país.*

PAULA R. DAVIS, participante de
la Wellness Community de Indiana Central

Sobre este libro

Hay una gran cantidad de libros disponibles sobre las distintas modalidades de cáncer. Algunos son de carácter clínico, mientras que otros son de experiencias personales de supervivientes que ofrecen consejos sobre cualquier cosa, desde elegir un médico correcto hasta curaciones milagrosas. Al igual que muchas otras personas con cáncer, usted podría estar buscando un libro que le diga todo lo que necesita saber de una manera positiva, sincera y fácilmente comprensible. Si es así, usted se beneficiará claramente del amplio espectro de detalles que ofrece la Wellness Community en este libro. *Guía para la recuperación total del cáncer* contiene datos sobre el cáncer, opciones de tratamiento y cómo abordar los efectos secundarios, sin olvidar que somos seres humanos enfrentados a unas cuestiones vitales trascendentales que nos asedian con una voracidad inimaginable. Más que cualquier otra cosa, necesitamos escuchar a otros que han estado ahí *realmente*, han hecho eso e incluso han vivido para poder hablar de eso. Al igual que ellos, nos gustaría ser partícipes activos en nuestro propio tratamiento, crecer a partir de esta experiencia y recuperar nuestro sentido del control y nuestra esperanza.

Guía, apoyo y planes de acción poderosos

Si a nosotros, o a alguno de nuestros seres queridos, nos han diagnosticado cáncer recientemente, *Cáncer: Guía total de salud* puede ser justo lo que el paciente pidió. Este libro cálido, accesible y plagado de informaciones está complementado con la presencia de docenas de participantes en la Wellness Community que comparten sus consejos y observaciones personales sobre toda su experiencia con el cáncer. Ofrece asimismo guía y apoyo en cada paso del camino, capacitándonos para navegar por nuestras elecciones y para tomar decisiones activas, sabedores de que siempre se necesita de una comunidad para alcanzar el bienestar total.

Dividido en cuatro secciones que tratan cómo hacer frente al cáncer, desde el diagnóstico hasta el futuro impredecible, la *Cáncer: Guía total de salud* es el primer libro que trata todo lo que usted y su familia necesitan saber para ser partícipes activos en su propio plan de bienestar a largo plazo. Habiendo como hay tantos pacientes de cáncer que se han convertido en supervivientes, vivir más tiempo y mejor se ha convertido en un punto cada vez más importante para los expertos.

> *El maravilloso grupo y el moderador de la Wellness Community me ayudaron en una época muy difícil en el plano emocional y físico. ¡Cuántas actividades y recursos disponibles para promover la curación, y todo ello sin tener que preocuparme del dinero!*
>
> LAWRENCE COHAN,
> participante y superviviente de un melanoma fase III.

Al final de cada capítulo encontraremos un «plan de acción del paciente», con pasos específicos que podremos dar para mejorar. Éstos le ayudarán a poner en práctica, de manera inmediata, los principales conceptos expresados en cada capítulo.

Con este nuevo libro, nos proponemos hacer frente de manera precisa y compasiva todas las necesidades físicas, emocionales, sociales y prácticas de los pacientes de cáncer, cuidadores y supervivientes actuales, preparándoles para el bienestar de que podrán disfrutar el resto de la vida, independientemente de lo larga que ésta pueda ser.

Únase a nosotros, a una Wellness Community que esté cerca de usted, o en cualquier momento *online* en www.thewellnesscommunity.org. ¡Estamos esperándole!

Parte I

Pasar a ser pacientes activos

Capítulo 1

¿Qué es el cáncer?

El cáncer cambia muchos de los aspectos de la vida cotidiana;
pero la búsqueda de la felicitad puede proseguir durante la lucha
por el restablecimiento, si así lo deseamos.

HAROLD BENJAMIN, fundador de
la Wellness Community

Breve historia del cáncer

La National Cancer Act (Ley Nacional sobre el Cáncer) de 1971 declaró una «guerra contra el cáncer», iniciando así una cruzada importante contra una enfermedad letal. Desde entonces, se han dado grandísimos pasos en cuanto a conseguir una detección precoz y a desarrollar unos tratamientos más seguros y eficientes. Algunos cánceres, como, por ejemplo, la enfermedad de Hodgkin, ciertas leucemias específicas, ciertos cánceres testiculares o tiroideos y algunos infantiles, han experimentado un aumento espectacular en su índices de curación. Sin embargo, a medida que nuestra población se va haciendo más vieja, se seguirá diagnosticando cáncer a un número de personas cada vez mayor. Este año se le diagnosticará cáncer a un millón cuatrocientos mil estadounidenses, algo que puede ser extrapolable a cualquier país del mundo occidental. Según el Instituto Nacional del Cáncer, el cáncer ha sustituido a las enfermedades cardíacas como la causa principal de muerte en Estados Unidos para personas de menos de ochenta y cinco años de edad.

Gracias a los nuevos descubrimientos en cuestiones relacionadas con los retos psicosociales y físicos asociados al cáncer y a su tratamiento, cada vez se hace mayor hincapié en la calidad de la vida, independientemente de la longitud de ésta. La Wellness Community ha dedicado estos últimos veinticinco años a mejorar la calidad de la vida y a luchar por el restablecimiento de los enfermos, empeñada en formar parte integrante del cuidado médico para las personas afectadas de cáncer.

Definición de el cáncer

Existe cáncer cuando:

- aparece una célula anormal en el cuerpo;
- esta célula sigue dividiéndose y subdividiéndose cuando debería haberse detenido;
- las nuevas células forman finalmente una masa llamada tumor; si no se le pone freno, este tumor crecerá lo suficiente para interferir en el suministro de nutrientes y oxígeno a los órganos más próximos;
- las células anormales, o cancerígenas, son susceptibles de sobrevivir en partes del cuerpo distintas a aquéllas donde se originaron.

Para explicarlo con mayor detalle, digamos que el cuerpo humano es una colección de células que llevan a cabo funciones separadas, específicas, y cada una de las cuales está unida a las demás, operando de una manera altamente regulada. En un ciclo normal, una célula nace, madura y realiza su función asignada, para luego «morir». Cuando una célula muere, debe ser sustituida por otra nueva. Esto ocurre cuando una célula cercana se divide en dos, y éstas dos se vuelven a dividir, y así sucesivamente, hasta que se alcanza el número exacto exigido de nuevas células. En circunstancias normales, el nacimiento y muerte de una célula es un proceso exquisitamente preciso.

Los problemas surgen cuando, por razones aún desconocidas, una célula normal se divide para sustituir a otras células y da origen a una célula anormal. Esta célula anormal no deja de dividirse, cuando se supone que debería hacerlo, negándose a morir a su debido momento. Si a dichas células no se les pone freno, se dividen y subdividen sin parar y finalmente se juntan para formar un tumor. Cuando el tumor se hace más grande, impide el funcionamiento de los órganos más próximos al invadir su espacio e interferir en el suministro de oxígeno y nutrientes. Finalmente, si no se detiene su crecimiento, o no se elimina el tumor, los órganos sanos acaban destruyéndose. Hay dos tipos de células anormales. Las primeras sólo pueden sobrevivir en su lugar de origen, formando un tumor cuando se originan. A éste se le llama tumor *benigno,* el cual, si bien es grave, a menudo puede ser extirpado quirúrgicamente, solucionándose así el problema. El otro tipo de célula anormal, el llamado tumor *maligno,* es más peligroso, pues no puede dejar de dividirse cuando se supone que debe de hacerlo, y puede prosperar en cualquier lugar del cuerpo. Esta capacidad para viajar y sobrevivir en otras partes del cuerpo se llama *metástasis.* Las células cancerígenas forman un tumor en el emplazamiento primario, así como en los lugares a los que se extiende.

Así pues, el «cáncer» es un nombre genérico para designar más de cien enfermedades que comparten unas características similares en cuanto a las células malignas. Para que el cáncer se pueda tratar con éxito, no sólo el tumor original debe quedar controlado, sino que además se debe detener la extensión de la enfermedad (la metástasis). Según una teoría reciente, las células anormales pueden estar ya proliferando en nuestros cuerpos, cual proceso normal de nuestra salud en general. La razón por la que estas células no se tornan cancerígenas puede deberse a que nuestros sistemas inmunológicos son suficientemente fuertes para destruir las células cancerígenas en el momento en el que éstas aparecen. Algunas tomas de vídeo han mostrado cómo las células cancerígenas son atacadas y destruidas por células del *sistema inmunológico,* como si de una batalla se tratara. Es una visión harto alentadora. Algunos pacientes con cáncer utilizan esta imagen para ver cómo sus cuerpos reaccionan de manera preventiva.

> Cada año los gobiernos gastan miles de millones de euros en la investigación sobre el cáncer.

El sistema inmunológico: nuestra primera línea de defensa

El sistema inmunológico es un sistema muy intrincado, destinado a proteger el cuerpo contra las enfermedades y los «extranjeros» que lo invaden a través de una herida en la piel a través de la comida o cualquier otra materia ingerida, así como por medio del aire que respiramos o de los rayos del sol a los que estamos expuestos. Para que el cáncer se haga fuerte, la célula cancerígena debe aparecer cuando el sistema inmunológico no es suficientemente fuerte para liberar al cuerpo de esa célula. Una manera de plantear el tema del cáncer es afirmando que la célula cancerígena no es fuerte como tal, sino que el sistema inmunológico del cuerpo no es lo suficientemente fuerte para llevar a cabo su trabajo asignado; a saber, eliminar las células cancerígenas del cuerpo. Esta visión del cáncer es generalmente conocida como la teoría de la vigilancia inmunológica.

Ideas falsas sobre el cáncer

A pesar del hecho de que el cáncer ha sido una de las principales causas de muerte durante varias décadas, no todo lo que oímos al respecto es cierto. Consideremos las verdades que se esconden detrás de estos falsos conceptos:

Idea falsa: el cáncer es una sentencia de muerte.

Más del sesenta por ciento de todas las personas diagnosticadas con cáncer se curan en la actualidad, y otras muchas seguirán viviendo con su cáncer como si fuese una enfermedad crónica abordable.

Idea falsa: estoy indefenso frente al cáncer.

Existen acciones, conductas y actitudes que podemos emplear, junto con nuestro equipo médico y sanitario, que no sólo mejorarán nuestra calidad de vida, sino que además potenciarán nuestra posibilidad de restablecimiento.

Idea falsa: la cirugía hace que el cáncer crezca y se extienda.

La cirugía es a menudo una parte importante de los planes de tratamiento contra el cáncer. La cirugía y la exposición al aire no afectan a la propagación del cáncer.

Idea falsa: la desfiguración por cirugía siempre forma parte del tratamiento contra el cáncer.

Hay personas con cáncer que necesitan cirugía, y otras que no la necesitan. Si nosotros necesitamos cirugía, deberíamos saber que se utilizan técnicas de cirugía reconstructiva para evitar y corregir efectos desfiguradores.

Idea falsa: un dolor terrible, que no se puede aliviar, forma parte del cáncer o de su tratamiento.

Hay personas que tienen dolor con su cáncer o tratamiento y otras que no. La mayor parte de los dolores se pueden tratar y se pueden mitigar mediante analgésicos modernos y otros tratamientos.

Idea falsa: la quimioterapia nos hará enfermar cada vez que la recibamos.

Hay muchas medicaciones y tratamientos que se aplican actualmente para ayudar a controlar los efectos secundarios de la quimioterapia que nos ayudarán a sentirnos bien durante y después del tratamiento de quimioterapia.

Idea falsa: el tratamiento por radiación quema la piel.
Hay muchos tratamientos de la piel y medicaciones que pueden utilizarse para el comienzo de nuestra radiación. Estos tratamientos, utilizados regularmente, ayudan a controlar los efectos secundarios de la radiación.

Idea falsa: la quimioterapia siempre nos hará perder pelo.
Sólo cierta quimioterapia hace perder pelo, e incluso sólo temporalmente. El pelo vuelve a crecer unos meses después del tratamiento, y puede que parezca algo distinto a como era antes del tratamiento.

Idea falsa: tener cáncer y recibir tratamientos significa estar en el hospital todo el tiempo.
La mayor parte de los tratamientos contra el cáncer se nos aplican en régimen de pacientes externos. Conviene preguntar a nuestro médico y enfermera lo que podemos esperar de nuestro tratamiento.

Antes de asistir a la Wellness Community, yo veía el cáncer como una batalla. La TWC me ayudó a «abrazar» mi cáncer. Aunque pueda parecer algo extraño, ya no veo mi cáncer como una batalla en curso, sino más bien como algo que ha potenciado mi vida y me ha ayudado a apreciar cada momento..., algo que no ocurría antes de mi cáncer y de mi relación con la TWC. Yo solía decir: ojalá hubiera una manera más fácil de aprender las lecciones de la vida..., pero ahora no estoy tan seguro. No sirve de nada querer saber lo que hubiera ocurrido si... Sólo sé que la vida ahora es increíble.

BOB FERRER, participante de
la Wellness Community de Valley/Ventura

Conocer mejor la actual investigación sobre el cáncer

El Instituto Nacional del Cáncer estadounidense se ha propuesto minimizar el sufrimiento y la muerte por cáncer para el 2015. Pero, aunque la investigación sobre el cáncer está cambiando con gran rapidez, aún queda mucho trabajo por hacer. Según el doctor Andrew von Eschenbach, antiguo director del Instituto Nacional del Cáncer, es importantísimo «impedir antes que nada el desarrollo del cáncer, o detectar su aparición lo suficientemente pronto para poder eliminarlo». Entretanto, se están desarrollando nuevos tipos y categorías de medicamentos para tratar la enfermedad, así como nuevos mecanismos para comprender mejor las funciones de las células cancerígenas en los primeros análisis genéticos. Pero, mientras que algunos cánceres se pueden curar, otros no desaparecen nunca del todo como problema de salud y pueden exigir un tratamiento permanente para poder ser controlados. En consecuencia, hay pacientes que están viviendo más años, a menudo con una calidad de vida mejor. En algunos tipos de cáncer, se trata más bien de una enfermedad crónica que debe abordarse y controlarse a largo plazo y mantenerse como tal hasta que se hagan nuevos descubrimientos en su tratamiento. A consecuencia de una detección más temprana y de mejores tratamientos de cáncer, existen hoy en Estados Unidos aproximadamente diez millones y medio de supervivientes, comparados con los sólo tres millones de personas con un historial de cáncer que estaban vivas en 1971.

Durante las últimas décadas, los métodos más comunes para el tratamiento del cáncer han sido la cirugía, la radiación y la quimioterapia. Pero, si bien estos tratamientos se centran en destruir las células cancerígenas, pueden también dañar células normales durante el proceso. La más reciente categoría de tratamientos de cáncer son las *terapias dirigidas,* que actúan de manera especializada para destruir o actuar contra tumores, a menudo sin afectar a las células normales. De este modo, los pacientes pueden padecer menos efectos secundarios graves. Estos nuevos tratamientos también pueden combinarse con terapias más antiguas para potenciar la eficacia antitumor. Se pueden encontrar más adelante en este libro datos concretos sobre dichas terapias dirigidas, destacando las que abordan el crecimiento y muerte de las células, las hormonas, el sistema inmunológico y varios aspectos relacionados con los genes.

Plan de acción del paciente
- Conseguir todo el conocimiento que podamos en cuanto descubramos que tenemos cáncer.
- Aprender de otros que han estado ahí uniéndonos a un grupo de apoyo lo antes posible.
- Saber que conocer es poder en la lucha contra el cáncer.
- Comprender que la investigación del cáncer es un proceso en curso y que siempre hay nuevos tratamientos en el horizonte.
- Aprender a ser más naturales a la hora de hacer a nuestro médico más preguntas.

Capítulo 2

El diagnóstico, y después...

Un día gris de marzo, del color de las cenizas moribundas, el cielo del color del bigote de Mark Twain, (mi médico) me anunció: «Tiene usted cáncer». La cara se me puso gris... Oí de manera clara y distinta: «Va usted a morir».

EILEEN O'DONNELL, se autodefine como «vencedora del cáncer» y participante de la Wellness Community de Greater Lehigh Valley.

Si acaban de diagnosticarnos un cáncer, hay muchas probabilidades de que recibamos la noticia con un *shock*. A menudo, la mera mención de la palabra «cáncer» causa alarma en cualquiera. Al menos, nos hace quedarnos temporalmente anonadados mientras buscamos la manera de reconciliarnos con el impacto que este diagnóstico va a tener sobre nuestras vidas.

A veces, según los conocimientos que tengamos sobre cáncer en general, o la experiencia que podamos tener del cáncer de otra persona, un diagnóstico de cáncer podría considerarse equivalente a un anuncio de pena de muerte. Puede darnos un ataque de pánico, convencidos de que las noticias van a ser siempre malas. Aunque esta reacción es natural, no responde a la verdadera situación del mundo actual, en el que cada vez may más cánceres que se están tratando con éxito.

¿Qué podemos hacer si acaban de diagnosticarnos un cáncer? En primer lugar, respirar hondo. Ser conscientes de que somos la misma persona que éramos hace unos momentos, antes de que el cáncer entrara en nuestra conciencia. En segundo lugar (y aunque pueda parecer contradictorio), ser conscientes de que una cosa que *podemos* esperar es que el cáncer cambie nuestra vida. Efectivamente, algunas cosas pueden ser mejores que antes; el cáncer puede traernos algunos regalos. Inversamente, nuestras circunstancias pueden cambiar de una manera que podemos considerar menos positiva. Pero, sea como fuere, cuanto antes nos podamos ajustar a la realidad de que nuestra vida ha cambiado antes podremos participar más plenamente en la gestión de nuestra enfermedad.

Es natural esperar que nuestras primeras reacciones sean de conmoción, tristeza, pánico y resistencia a los cambios que se producen en nuestra vida. Pero la buena noticia es que hay medidas prácticas que podemos tomar que nos ayudarán a recuperar una sensación de control sobre nuestras circunstancias. Existen maneras de recuperar nuestro equilibrio emocional. *Aún* podemos seguir siendo la persona que se sienta al volante del coche de nuestra vida. Nosotros podemos controlar nuestra respuesta a la enfermedad. Podemos encontrar aspectos positivos a lo largo del camino, a lo largo de nuestro viaje con esta enfermedad llamada cáncer.

Y, sin duda, se trata de un auténtico viaje. Hace unos minutos, estábamos viviendo nuestra vida, al parecer con nuestras propias condiciones. Un instante después, todo eso ha cambiado. Es como si nuestra vida fuera barrida por un tornado, dejándonos en medio de las piezas de nuestro viejo yo, ahora hecho un lío total, pero no estamos solos en este viaje. Somos el núcleo de un equipo completamente nuevo, un equipo consagrado a cuidar de la mejor manera posible de nosotros. Si bien es verdad que nosotros no elegimos este viaje, no es menos cierto que éste se verá iluminado por el amor y constante preocupación de nuestra familia y amigos, amén de los nuevos amigos que encontraremos en el camino, entre ellos otros pacientes como nosotros más un sinfín de profesionales de la medicina que pueden acabar formando parte de una ampliada familia a nivel «oficioso».

Qué significa un diagnóstico de cáncer... y qué no significa

Durante los últimos veinticinco años se han producido unos avances espectaculares en el diagnóstico y tratamiento del cáncer. Los avances producidos en la mayor parte de los cánceres han logrado una mejora en los resultados, lo que ha permitido un mayor número de supervivientes a largo plazo sin padecer la enfermedad, así como una supervivencia prolongada para los que desarrollan enfermedades metastásicas. A aproximadamente un millón cuatrocientos mil supervivientes de cáncer actuales se les diagnosticó cáncer hace más de veinticinco años. Esto es un dato incontestable.

Este progreso espectacular fue producido por los nuevos descubrimientos en el diagnóstico y tratamiento del cáncer. Además, los hoy diagnosticados se benefician, por parte de la profesión médica, de una mayor conciencia y comprensión del impacto psicológico que tiene un diagnóstico de cáncer y su tratamiento, tanto en el paciente como en sus seres queridos.

A pesar del gran progreso en detectar y tratar a tiempo muchos cánceres, un diagnóstico de cáncer puede infundir temor y desazón en una persona al recibir la noticia. Sin duda el cáncer puede trastornar la vida cotidiana, incluida la familia, el trabajo, la educación, las amistades y la economía. Según demuestran las encuestas, entre el veinticinco y el treinta por ciento de los pacientes recientemente diagnosticados y recurrentes experimentan elevados niveles de trastorno emocional. Algunos pueden requerir intervención psiquiátrica para poder ayudarles a hacer frente al diagnóstico.

He oído decir a supervivientes de cáncer que han tenido suerte. Estoy totalmente de acuerdo; yo mismo he descubierto un nuevo sentido a la vida, a las relaciones y al hecho de dar. Todas las cosas materiales son sólo eso, cosas; pero las relaciones son para siempre. Yo me muevo permanentemente entre apretones de manos y abrazos a mis amigos y familiares.

JOE HENDRIX, participante de
la Wellness Community de South Bay Cities

Reconocer el cambio que ha supuesto el cáncer en nuestra vida

¿Puede hacerse algo para contrarrestar dicha aflicción? En una palabra, sí. De hecho, encontraremos una larga lista de maneras de hacerle frente a nuestra disposición. Lo primero para hacer frente a este cambio producido en nuestra vida es reconocerlo. Podemos despotricar y enfadarnos si realmente lo necesitamos. O llorar, o reír. O expresar verbalmente nuestra ira, desolación, miedo y demás emociones. Pero hemos de encontrar alguna manera de reconocer que nuestra vida ha cambiado..., y que nos gustaría que no hubiera cambiado. Esa simple acción nos ayudará a disipar parte del estrés que estamos sintiendo.

Algunas personas con cáncer se inventan un mote irreverente para describir la enfermedad, o se refieren a los principales acontecimientos de su vida hablando de «a.C.» (antes del cáncer) o «d.C.» (después del cáncer). Hacen esto para incorporar la enfermedad a sus vidas, porque es simplemente una «parte de» sus vidas. El secreto de un marco mental sano se contiene en esas dos palabritas: «parte de».

El no reconocer los cambios producidos en nuestra vida poscáncer puede hacer que la enfermedad se agigante tanto que nos parezca insuperable. Reconocer su presencia no significa que le concedamos permiso para tomar el control de nuestra vida. Sentémonos en el asiento del conductor, proclamando: «Te veo. Te haré frente, pero no vas a copar mi vida entera. Yo sigo siendo el jefe».

> *Yo entré a formar parte de la Wellness Community tras mi primera operación en la City of Hope (Ciudad de la Esperanza). Tomé conciencia de los efectos devastadores que produce el cáncer en tantísimas personas. Conforme compartíamos historias y experiencias, aprendí muchas cosas sobre el sistema sanitario, los médicos, las enfermeras y los hospitales. No sólo me volví una persona mejor informada, sino que además aprendí a hacer las preguntas correctas. También encontré una página web con otras personas que tenían mi mismo tipo de cáncer. Entre el grupo de apoyo de la TWC y mi grupo online, me familiaricé con la terminología del cáncer y busqué activamente los cuidados que necesitaba.*

DIANA TURNER, participante de la Wellness Community de Foothils

Informarnos

Una de las herramientas más importantes para reducir el estrés emocional y contribuir de manera preventiva a nuestro propio cuidado es poder disponer de una buena información. Nosotros, y nuestra familia, necesitamos una información fiable, comprensiva y actual para poder identificar las mejores opciones de tratamiento, así como para abordar mejor la enfermedad con el paso del tiempo y sentirnos seguros de que estamos recibiendo la mejor atención posible.

No es una muestra de debilidad decirnos a nosotros mismos y a los demás que tenemos cáncer, que nos gustaría no tenerlo y que es simplemente una «parte» de nuestra vida actual.

Una persona a la que se diagnostica el cáncer cuenta en la actualidad con tres tipos de apoyo: ayuda, esperanza e información. Podemos decir que saber es poder. Eduquémonos a nosotros mismos, o, si nos resulta demasiado difícil, encomendemos a un amigo o familiar la tarea de reunir información y destilarla para nosotros.

Para la generación anterior, el cáncer era a menudo un secreto oscuro que nos guardábamos para nosotros solos y para nuestros familiares más próximos; en efecto, algunas personas diagnosticadas en tiempos ya pasados a menudo no decían nada a sus familiares sobre dicho diagnóstico e incluso mantenían oculta la verdad sobre su enfermedad.

Afortunadamente los pacientes de nuestros días tienen acceso a mucha más información sobre su enfermedad y su tratamiento que los pacientes de hace una o dos generaciones. Es muy importante conseguir y evaluar esa riqueza informativa. Quienes hoy conviven con un cáncer tienen la oportunidad de ser consumidores «enterados» y conscientes de su propia situación. Se les anima a formar una especie de asociación con su equipo médico, en vez de ser simplemente un «cuerpo» pasivo que recibe tratamiento.

La cantidad de información que está disponible para nosotros puede ser francamente abrumadora, tanto en su contenido como en su complejidad. Por eso es importante disponer de un equipo de auxiliares que trabajen con nosotros. ¿Se trata de un miembro de la familia que sabe moverse por el laberinto de formularios y de seguros suscritos en nuestro nombre? En tal caso, dejemos que nuestro pariente lo haga. ¿Tenemos un amigo que ejerce un influjo sedante sobre nosotros cuando visitamos a nuestro médico? Si tal es el caso, pidámosle a ese amigo que nos acompañe y haga de «escribano» nuestro. Él o ella puede tomar notas mientras nosotros departimos con nuestro médico.

A menudo, una persona «de fuera», como por ejemplo un amigo en quien confiamos, es mucho más adecuado para reunir información vital en tales momentos, al ser menos proclive a las fuertes emociones que nosotros y nuestros familiares más íntimos podemos estar experimentando. Si alguien está tomando notas durante la consulta significa que nosotros quedamos libres para centrarnos plenamente en lo que se está diciendo. No tenemos necesidad de preocuparnos de la eventualidad de anotar algo mal o de no recordar los detalles de la conversación. Tener a alguien que nos acompañe a la consulta significa que tenemos a un miembro del equipo que, cuando lo único que podemos recordar son temores o cuitas, puede decir: «¿No lo recuerdas? El médico ha dicho que hay pocas probabilidades de que desarrolles ese síntoma».

> *Yo era una persona muy sana hasta que me diagnosticaron un cáncer. Como nunca había tenido ningún síntoma, cuando fui al médico porque había empezado a sangrar le dije que seguramente se trataba de hemorroides. Ese mismo día él me dijo que tenía cáncer. Mi familia y yo nos quedamos muy preocupados por el futuro. Los días se hicieron enormemente largos hasta la operación. El cirujano era excelente, y la operación resultó un éxito; el cirujano estaba tan optimista que me aseguró que llegaría a ver a mis nietos. Eso me relajó muchísimo.*

> KATHARINA PÉREZ, participante de
> la Wellness Community de San Francisco East Bay

Organizarse

Por supuesto, el volumen de información disponible sobre nuestra enfermedad puede resultarnos desconcertante. Unas veces es bastante técnico, pese a proclamarse su fácil comprensión. Otras, una fuente contradice a otra, y puede que acabemos preguntándonos cuál es la «correcta» o más fiable. También descubriremos que la base de información está creciendo exponencialmente. Cada vez que creemos comprender los elementos básicos de nuestra enfermedad, sale a la luz un nuevo tratamiento o una nueva técnica, y otra tangente nos hace empezar de cero. O sale alguien que, de manera inocente e involuntaria, comparte con nosotros una información inexacta. Todo esto puede resultar bastante desconcertante.

Por eso, además de tener a alguien que tome notas en las consultas, puede ser útil tener a alguien más que se mantenga al corriente de toda la información. Después de todo, la información nunca será eficaz si se queda encerrada en montones de carpetas apiladas alrededor de la casa; es preciso algún sistema de organización. Tal vez hay alguien capaz de archivar toda la información que recibimos. Entre las distintas secciones podría haber:

«informaciones prácticas» (por ejemplo, la mejor manera de llegar al centro de tratamiento o de encontrar un aparcamiento seguro); «efectos secundarios», si estamos recibiendo un nuevo tratamiento; «recetas», que podría ser una lista con todos los medicamentos que estamos tomando; y así sucesivamente.

También podríamos pedir a nuestro cónyuge o a un amigo que se encargue de otros aspectos de nuestra nueva «viva-con-el-cáncer». Por ejemplo, un «enlace» que suministrara actualizaciones a amigos y socios acerca de nuestro estado, al menos en momentos en los que estamos demasiado ocupados o cansados para lidiar con este tipo de conversaciones. La misma persona podría ayudarnos a crear un grupo *online* propio, en el que poder comunicarnos con los familiares y amigos que estén lejos, o simplemente mandarnos por correo electrónico la última investigación sobre distintas opciones de tratamiento.

Se recomienda escoger a alguien de quien sepamos que podemos depender para que nos ayude a organizar el cuidado de los niños, las comidas, el lavado de la ropa y otros aspectos de la vida cotidiana, al menos en los momentos en los que tal vez no nos sintamos suficientemente bien para hacerlo nosotros mismos. Si nos mostramos abiertos a dicha asistencia, sólo necesitaremos pedirlo, pues seguro que muchos amigos y parientes nos preguntarán de todos modos cuál es la mejor manera de poder ayudarnos. Si no poseemos tales recursos entre nuestros amigos y familiares, probablemente alguien de nuestro equipo médico, como por ejemplo un asistente social sanitario, podrá dirigirnos a algún grupo que suministre ayuda activa y práctica a pacientes de cáncer.

Formar grupo con nuestro equipo de atención médica

A lo largo de este libro, se hará a menudo referencia a la importancia de formar una asociación eficaz con nuestro equipo de atención médica. El poder comunicarnos de manera clara y sincera con nuestro equipo médico producirá buenos dividendos en la forma de un tratamiento óptimo y de una mayor confianza en nuestros profesionales médicos. Es la mejor manera de asegurar nuestro bienestar emocional y físico a lo largo de nuestro proceso de tratamiento.

Combatir la desesperanza

A veces el tipo y gravedad del cáncer y/o su tratamiento pueden crear sentimientos de desesperación en el individuo con cáncer, así como en sus seres queridos. Según un estudio publicado en el 2001, las personas con cáncer de pulmón, como grupo, experimentaron los niveles más elevados de zozobra emocional, seguidas de las personas con tumores cerebrales o cáncer de páncreas. Este estudio, y otros parecidos, demuestran la necesidad de unos servicios de apoyo para personas con cáncer así como de un estudio psicosocial para determinar el nivel de desasosiego y el riesgo de dificultades emocionales para las personas con cáncer. A la vez que los científicos trabajan para detectar antes el cáncer, los profesionales de la oncología psicosocial también buscan identificar zozobra emocional, u otras preocupaciones sociales y emocionales, con el primer diagnóstico para que así podamos conseguir el apoyo necesario para participar activamente en el tratamiento y para mantener una buena calidad de vida durante el cáncer, y después.

Sentir zozobra, o incluso desesperanza, puede presentar diferentes dimensiones. Son sentimientos difícilmente describibles como una única reacción, emocional o física. Se trata aquí de describir o medir las experiencias emocionales desagradables que pueden tener un impacto negativo en el funcionamiento cognitivo, de comportamiento, social, emocional y espiritual, y que pueden también interferir en la capacidad de la persona para hacer frente de forma eficaz al cáncer, así como a sus síntomas físicos y a su tratamiento. La zozobra puede ir desde sentimientos muy corrientes, como la vulnerabilidad, la tristeza o el miedo, a problemas que pueden volvernos más inhabilitados, como por ejemplo la depresión, la ansiedad, el pánico, el aislamiento social o una crisis existencial o espiritual.

La buena noticia es que los sentimientos y las preocupaciones son completamente controlables con un adecuado apoyo y análisis. Un ingrediente clave para la gestión apropiada es, por supuesto, ser del todo francos con nuestro equipo médico a la hora de describir nuestros sentimientos

No autoculparse

Aunque parecería obvio que no deberíamos culparnos por nuestra enfermedad, en la sociedad actual abundan los individuos que quieren buscar un culpable para todo, y por desgracia hay muchas personas que se culpan a sí mismas por cosas que están por completo más allá de su control. El cáncer es un caso ilustrativo.

Nuestro estilo de vida, y algunas de las elecciones que hemos tomado, pueden tener ciertamente un efecto negativo en nuestro sistema inmunológico; pero ¿cómo estar seguros de que realmente es éste el caso? Es posible que nuestro sistema inmunológico sea más susceptible de tener células cancerígenas que el de otra persona. Puede que tengamos una predisposición genética a cierto tipo de enfermedad, y es también posible que no haya tenido ninguna relevancia especial las medidas de prevención ni la elección de un estilo de vida positivo.

Sólo si nos han detectado una probabilidad del cien por cien de desarrollar un cáncer y hemos decidido no hacer ningún cambio para evitarlo, podríamos considerarnos responsables de padecer una enfermedad cancerosa. Pero, aunque supiéramos con total seguridad que hemos estado favoreciendo un mayor riesgo de cáncer, tampoco podremos estar seguros de que cualquier otra conducta por nuestra parte habría garantizado un resultado distinto. Esto es importante porque lo último que necesitamos, además del pesado fardo de nuestro cáncer, es una carga injusta de culpabilidad. Autoculparnos puede, de hecho, ser extremadamente peligroso para nuestra salud. El doctor Harold Benjamin, fundador de la Wellness Community, afirma a este respecto lo siguiente: «Si nos culpamos a nosotros mismos, podremos desencadenar otras dos reacciones contraproducentes: podremos inconscientemente dejar de tomar medidas en nuestra lucha por recuperarnos, y podríamos también inhibir las reacciones autocuradoras espontáneas que nuestro organismo puede tomar automáticamente para volver a su estado normal».

Así pues, démonos un respiro. Hagamos frente a las realidades actuales, y no añoremos el ayer. Hoy es lo único que tenemos todos y cada uno de nosotros; de verdad.

Utilizar la risa como medicina

La mayor parte de nosotros conoce el viejo adagio de que: «La risa es la mejor medicina que hay». La razón por la que dichos axiomas se han vuelto populares, y siguen utilizándose, es porque contienen mucha parte de verdad. Tal es sin duda el caso con el axioma de que la risa es saludable para todos nosotros. Cada vez se investiga más sobre los beneficios de la risa para la salud. Una buena risotada libera endorfinas saludables que ayudan a aliviar la depresión, a reducir el malestar y a acelerar el proceso de curación. Hace más de veinticinco años, antes de que la mayor parte de los expertos comprendieran el valor de la risa para curar, Norman Cousins –escritor, autor y editor durante mucho tiempo de la *Saturday Review*– abordó la enfermedad que amenazaba su vida utilizando la risa como herramienta de curación. Manteniendo una actitud positiva, veía diariamente muchas comedias –a menudo eran de los hermanos Marx– por la tele y en vídeo. Se reía a menudo y se aseguraba de disfrutar de una buena carcajada varias veces al día.

> *Aunque no nos demos cuenta inmediatamente, una vez que nos han diagnosticado un cáncer, hemos cambiado. A partir de ese momento, ya seremos una de estas dos cosas: o bien un paciente con cáncer o bien un superviviente de cáncer. Pero, en ambos casos, el «cáncer» será la mitad de nuestra vida. No me agrada tener cáncer, pero, como resultado de este desafío, estoy más centrado y soy más consciente de todo lo que tiene valor en mi vida.*

> DREW VAN DOPP, participante de
> la Welness Community de Delmarva

Toda esta risa tuvo su efecto. Su famosísimo libro, *Anatomy of an Illness as Perceived by the Patient (Anatomía de una enfermedad percibida por el paciente),* revela que la enfermedad del autor –más los problemas cardíacos desarrollados después– se logró detener, y tal vez incluso curar, por su régimen de emociones positivas y de risas. Por supuesto, puede que hubiera otros factores en su recuperación, al parecer milagrosa; pero su historia es sólo una de las muchas muestras salutíferas de la risa.

El legado de amor y de risa de Gilda

La actriz cómica Gilda Radner, que llegó a la Wellness Community de Santa Mónica cuando le diagnosticaron un cáncer de ovarios, adoptó un enfoque parecido. Enferma terminal, encontró aún en la vida muchas cosas sobre las que reírse. Incluso escribió un libro, *It's Always Something* (Siempre hay algo), una descripción desenfadada de cómo vivir con cáncer, contada en su inimitable estilo humorístico. La determinación de Radner de seguir siendo graciosa y de vivir a tope, y el mayor tiempo posible, ha servido de guía e inspiración para miles de personas que padecen cáncer.

> *Dejé de pasarme las horas sentada en casa diciendo «¿Por qué yo? Me puse al volante rumbo a la Wellness Community como quien busca un oasis en medio del desierto. Estaba deseando llegar allí para poder ser alimentada por otros pacientes con cáncer y oír, saber, que no estaba sola.*

GILDA RADNER, It's always something (Siempre hay algo)

«Cuando le diagnosticaron cáncer a Gilda, evitó la compañía de la gente», manifestó Pam Zakheim, que conocía a Radner desde pequeño y fundó la Wellness Community de Boston a petición de la actriz cómica. «La diferencia entre el día antes de ir a la Wellness Community y el día después de su primera visita fue como la que hay entre la noche y la mañana. Su esperanza se vio revitalizada, al igual que sus sensaciones personales. Empezó a comunicarse de nuevo con sus amigos y su familia. Fue algo realmente alentador y edificante».

Durante el resto de su enfermedad, Radner recordó siempre las lecciones aprendidas en la Wellness Community. «Siempre habrá análisis de sangre, radiografías, escáneres, incertidumbre», comentaba en su libro escrito en 1988. «La meta es llevar una vida plena, productiva, incluso con todas esas inseguridades. Pase lo que pase, que el cáncer no vuelva a aparecer nunca más o que nos muramos, lo importante es que hayamos *VIVIDO* los días de que hemos dispuesto. Esta afirmación un tanto dura no significa negar la depresión y la ira que acompaña al cáncer. Pero yo he aprendido que puedo controlar si voy a empezar el día con miedo, depresión y pánico o si voy a decidir convertirlo en un buen día, en un día que sea lo más maravilloso posible».

Hacernos socios de un club..., sólo para echar unas risas

Los clubes de la risa, un concepto relativamente nuevo, fueron creados en 1995 por el doctor Maden Kataria y su esposa, Mahuri, de la India. En la actualidad, estos clubes se encuentran repartidos por todo el mundo; en centros de salud, lugares de trabajo, residencias asistidas, escuelas, centros para mayores y, básicamente, en cualquier parte donde haya gente con ganas de reírse. Los grupos se reúnen semanalmente en un lugar convenido, y el único punto de la agenda es reírse.

Así pues, si las carcajadas y las risitas son saludables en sí mismas para todo el mundo, también son una buena manera para mantener el cáncer a raya. Si éste no impide reír ni ser nosotros mismos de cualquier manera posible, entonces se puede afirmar que no somos víctimas. Después de un diagnóstico de cáncer, es importante recordar que aún podemos seguir siendo *NOSOTROS MISMOS*. Si la risa es una buena herramienta para aliviar el estrés, también puede ayudarnos a estar emocionalmente sanos a lo largo, y más allá, de nuestro tratamiento.

Para más información, se recomienda visitar la página www.risoterapia.net.

Plan de acción para el paciente

- Reconocer el cambio que ha supuesto el cáncer en nuestra vida,
- Informarse.
- Organizarse.
- Asociarnos con nuestro equipo de atención médica.
- Combatir la desesperanza.
- No autoculparse.
- Utilizar la risa como medicina.

Capítulo 3

El paciente activo
El enfoque de la Wellness Community

Las personas con cáncer que, en su lucha por recuperarse, participan junto con su equipo médico en vez de comportarse como desesperanzadas, desvalidas y pasivas víctimas de la enfermedad, mejorarán su calidad de vida y reforzarán la posibilidad de una recuperación. El concepto de paciente activo combina la voluntad del paciente con la habilidad del médico, poderosa combinación en la lucha contra el enemigo común, el cáncer.

CONCEPTO DE PACIENTE ACTIVO de la Wellness Community

La Wellness Community fue fundada en 1982 por el doctor Harold Benjamin sobre la base del concepto de paciente activo; es decir, adoptar toda una serie de acciones, conductas y actitudes que mejoren la calidad de vida del paciente de cáncer y que, por lo tanto, puedan reforzar la posibilidad de recuperación.

Básicamente, ser pacientes activos es sentirnos y actuar como personas capacitadas. Se trata de una participación activa en las elecciones que hagamos con nuestro equipo médico (ver otros). Se trata de ser activamente conscientes del patrón de cuidados, nuevos descubrimientos en materia de cáncer y distintas maneras de abordar los efectos secundarios. También se trata de una implicación activa en todos los aspectos de nuestra experiencia con el cáncer. Elegir ser pacientes activos no es enfrentarnos a una única y descomunal decisión, sino más bien a una serie de pequeñas elecciones que se van escalonando. Estas elecciones nos ayudarán a recuperar una sensación de control sobre nuestro tratamiento y nuestra vida en general.

No hay un camino correcto o equivocado para el paciente activo, pues en este modelo nosotros decidimos lo mejor para nosotros. Tomamos decisiones informadas sobre nuestro propio tratamiento, así como sobre la gestión de nuestros efectos secundarios y sobre otras cuestiones relacionadas con nuestro bienestar emocional. Esto incluye el reforzar nuestras relaciones con los demás, así como el hacer frente al estrés que el cáncer introduce en nuestra vida.

Ser pacientes activos significa que estamos capacitados para tomar medidas específicas para ayudar a reducir las sensaciones de soledad indeseada, de pérdida de control y de pérdida de la esperanza. En este libro se aporta información para abordar algunos de esos factores estresantes. ¿Cómo? Aprendiendo cosas sobre los avances más recientes en el tratamiento del cáncer y en el apoyo emocional, sin olvidar los grupos de apoyo y otros programas de muchas asociaciones.

Formar asociación con nuestro médico

Dado que una buena relación con el médico adecuado forma parte esencial de nuestro plan de pacientes activos, conviene dedicar algo de tiempo y de energías para lograr dicha relación. He aquí algunos pasos a dar en el camino de una asociación productiva, es decir, de pacientes activos:

- **Paso uno: elegir un médico competente.**
  En la mayor parte de los casos, esto se hace dejándonos guiar por la recomendación o la reputación. Hay también situaciones en las que nuestra compañía aseguradora o sociedad médica nos puede elegir un médico.
- **Paso dos: asegurarnos de que la relación es por lo menos cordial.**
  No tiene por qué haber una amistad plena para que la relación que sea de lo más eficaz. Sólo es necesario que la relación sea agradable.
- **Paso tres: asegurarnos de que las expectativas, tanto las nuestras como las del médico, son claramente comprendidas por cada uno de nosotros.**
  Unos pacientes quieren cualquier tipo de información y de detalles que puedan conseguir, mientras que otros prefieren quedarse sólo con los puntos más importantes. Debemos asegurarnos de que nuestro médico sabe cuánto queremos saber, y cuánta implicación queremos o necesitamos tener realmente en nuestro plan de tratamiento.
- **Paso cuatro: si nuestras necesidades como pacientes entran en grave conflicto con las del médico, planteémonos seriamente ni no nos interesaría más buscar otro médico.**

A muchas personas les resulta embarazoso o difícil cambiar de médico. Pero, aunque pueda ser una medida drástica, no es algo impensable ni debería ser imposible. Si creemos que nos encontramos en un callejón sin salida, es probable que éste sea el paso más adecuado a dar. A menudo, los pacientes de cáncer son tratados por un grupo de médicos, que puede incluir a un oncólogo, un radiólogo, un cirujano y/u otro tipo de especialista, junto con el médico de cabecera. Una queja frecuente es que ninguno de ellos parece llevar las riendas del caso, que cada médico actúa de manera casi independiente y no hay nadie de quien el paciente pueda obtener toda la información que necesita para tomar una decisión. Para ser pacientes activos se necesita animar a uno de los médicos a que haga de coordinador del equipo y custodio de toda la información. Éste debería ser nuestro «encargado general» a lo largo del tratamiento.

Yo tenía una decisión que tomar sobre qué tipo de tratamiento seguir. Hice mi propio estudio sobre cómo les iba de bien a los pacientes de mieloma después de un transplante de células madre. El resultado fue que no muy bien, por lo que yo había podido saber. En muchos casos, después del trasplante, el cáncer volvía en un plazo de doce a dieciocho meses. Los oncólogos que recomendaban transplantes de células madre aseguraban a los pacientes que este procedimiento les daría «más tiempo», pero estas palabras me dejaban a mí bastante escéptico, empujándome a preguntar: sí, pero ¿con qué calidad de vida? Así pues, decidí que no me hicieran trasplante de células madre. Mi estado ha sido estacionario durante tres años y medio, y los resultados de mis análisis de sangre son casi normales. A pesar de tener cáncer y hacer frente a un dolor crónico, he conseguido viajar a Italia, Alaska, California, Florida Keys, Arizona, México y al Caribe cuatro veces. El año pasado celebré en las Vegas mi septuagésimo aniversario, algo que creía que nunca llegaría a ver.

J. DONALD DETENBER, participante de
la Wellness Community de Gran Boston

El ideario del paciente/oncólogo de la Wellness Community

Como médico suyo, me esforzaré al máximo por:

- Suministrarle la atención que pueda resultarle más beneficiosa.

- Informarle y asesorarle acerca de su situación y las varias alternativas de tratamiento. Lo detallado de una explicación dependerá de sus deseos concretos.

- Animarle a formular preguntas sobre su enfermedad y su tratamiento, y contestar a sus preguntas de la manera lo más claramente posible. También intentaré contestar a las preguntas que haga su familia. Sin embargo, mi responsabilidad principal es hacia usted, y en tal sentido sólo hablaré de su situación médica con aquellas personas a las que usted haya autorizado.

- Ser consciente de que todas las decisiones principales sobre el discurrir de su enfermedad serán tomadas por usted. Sin embargo, aceptaré la responsabilidad de tomar ciertas decisiones si usted desea que las tome.

- Relacionarme con usted de persona adulta a persona adulta, intentando siempre considerar sus necesidades emocionales, sociales y psicológicas, así como sus necesidades físicas.

- Pasar una razonable cantidad de tiempo con usted en cada visita, a no ser que me requiera alguna urgencia, y prestarle una atención indivisa durante dicho tiempo.

- Respetar el horario de las citas a no ser que surja alguna emergencia.

- Contestar a sus llamadas telefónicas lo antes posible, especialmente a las que usted considere urgentes.

- Procurar que los resultados de los análisis estén rápidamente disponibles, si usted desea dichos informes.

- Proporcionarle cualquier información que pida relativa a mi formación, experiencia, filosofía y honorarios.

- Respetar su deseo de probar tratamientos que puedan no estar convencionalmente aceptados. Sin embargo, le daré mi opinión con toda franqueza sobre dichos tratamientos no convencionales.

- Mantener mi apoyo y atención de manera activa a lo largo de toda la enfermedad.

Como paciente, me comprometo a:

- Atenerme al plan de tratamiento acordado.

- Ser lo más sincero posible sobre lo que necesito y espero de mi equipo médico.

- Ser sincero sobre si deseo o necesito la opinión de otro profesional, así como otras formas de terapia en la que me encuentre implicado.

- Respetar el horario de las citas a no ser que surja alguna emergencia.

- Ser lo más considerado posible en los casos en que mi médico necesite estar con otros pacientes.

- Hacer todas las llamadas telefónicas a mi médico durante las horas de trabajo. Sólo llamarle de noche o en fin de semana cuando sea absolutamente necesario.

- Coordinar las peticiones de mis familiares y amigos, de manera que todas las preguntas puedan ser contestadas por mi médico de una sola vez.

Adaptado de un borrador de los oncólogos Richard Steckel, Michael Van Scoy Mosher, Laurence Heifetz y Fred P. Rosenfelt.

No me di cuenta de lo valiosa que puede ser la vida hasta el día en que mi mujer me informó de que le habían diagnosticado un cáncer de mama fase III. Aquella noticia me dejó hecho polvo. Sin embargo, los dos lo aceptamos y, tras consultar a nuestro equipo médico, nos pareció que podríamos derrotar el cáncer si conseguíamos adoptar una actitud positiva durante la fase de tratamiento de la enfermedad. Descubrimos que la plantilla de la Wellness Community (TWC) de Pasadena Foothills era una excelente fuente de información... Sin la ayuda de la TWC, la vida habría sido más difícil, y el camino hacia la recuperación más doloroso. ¡Gracias de verdad!

CHARLES HOLLOWELL, participante y cuidador de
la Wellness Community de Foothills

Recuperar la sensación de esperanza y de control

Según el doctor Harold Benjamin, fundador de la Wellness Community, la esperanza consta de tres elementos: el deseo de que se produzca un acontecimiento, la posibilidad de que ocurra dicho acontecimiento y la creencia de que nos agradará que se produzca dicho acontecimiento. La desesperanza, según dijo, consta sólo de dos elementos: el deseo de que se produzca un acontecimiento y la creencia de que, independientemente de lo que hagamos, no existe posibilidad de que se produzca dicho acontecimiento. «Como podemos ver, la desesperanza siempre incluye una sensación de impotencia. En la mayoría de los casos de cáncer, ni la desesperanza ni la sensación de impotencia son realistas, aunque los tópicos sobre el cáncer nos induzcan a creer lo contrario», declaró el doctor Benjamin. «En realidad, en la mayor parte de los casos es poco razonable y poco realista no tener esperanza».

¿Nos sentimos desesperanzados?

Si no estamos seguros, pidamos a alguien próximo a nosotros que conteste a las siguientes preguntas:

- ¿He estado utilizando palabras negativas que connoten un sentimiento catastrofista?
- ¿He estado actuando como si no hubiera ninguna razón para la esperanza?
- ¿Doy la sensación de estar alejándome de las personas a las que amo, y de las personas que me aman o se preocupan por mí?
- ¿A pesar del tratamiento, ¿parezco más indolente y más aletargado que de costumbre?

La falta de esperanza puede ser una cuestión grave en un paciente de cáncer. Los estudios realizados muestran que la pérdida de esperanza es uno de los problemas psicológicos más debilitadores con los que se enfrentan los pacientes de cáncer, junto con la soledad no deseada y la pérdida de control. Pero ¿cómo mantener una sensación de esperanza y de control después de un diagnóstico de cáncer?

Ante todo, es muy importante recordar que existen más personas que nunca que están consideradas completamente recuperadas, entendiendo por esto que no existe prueba de enfermedad y que dichas personas tienen la misma expectativa de vida que alguien que nunca haya tenido cáncer. Como quiera que cada cáncer tiene su propio índice de recuperación, el desenlace de nuestro tipo de cáncer concreto es incierto.

He aquí otras maneras de recuperar la sensación de esperanza: utilizar técnicas de control del estrés (véase capítulo 7), relacionarnos con otras personas cuyas vidas han recibido el impacto del cáncer (véase capítulo 4), mantener nuestros contactos e interacciones sociales regulares, utilizar palabras esperanzadas y optimistas sobre nuestra enfermedad, y, lo más importante, hacer planes para el futuro. ¡No hay motivos para *no* hacerlos!

Aunque nadie puede prometernos una completa recuperación, la esperanza está ahí esperándonos, y con la esperanza corre pareja una mejor calidad de vida, lo que, como dijo el doctor Benjamin, «es una meta razonable en sí misma».

Plan de acción del paciente

Las siguientes directrices están destinadas a ayudarnos a comprender más plenamente las instrucciones que nos dé en cada visita nuestro médico, así como a reforzar la serenidad mientras se va fraguando la confianza en nuestro médico.

- Antes de la visita, preparar una lista con las preguntas que queremos hacer a nuestro médico. Esto asegurará el que nuestras preguntas sean formuladas, y contestadas.

- Por los mismos motivos, antes de nuestra visita prepararemos una lista con la información que deseamos que nuestro médico conozca.

- Si no comprendemos algo que nos dice nuestro médico, conviene decírselo. Si no se lo decimos, puede que terminemos siguiendo el consejo equivocado o tomando una dosis de medicación indebida.

- Llevar a alguien con nosotros cuando vayamos al médico. Este amigo o familiar no estará tan estresado como nosotros y podrá escuchar y comprender al médico con mayor objetividad.

- Buscar una segunda opinión cuando estemos ante una elección importante.

- Decidir con nuestro médico quién va a tomar la última decisión con respecto al tratamiento, o si vamos a tomar juntos dicha decisión.

Y, lo más importante, seguir las instrucciones de nuestro facultativo. Según estimaciones, sólo el cincuenta por ciento de los pacientes de cáncer siguen puntualmente las instrucciones de sus médicos.
Si nosotros no estamos haciendo exactamente lo que nos aconsejó el médico, tenemos que preguntarnos a nosotros mismos: «¿Por qué?»
Tal vez nuestra respuesta sea un buen tema para una conversación que debería producirse entre nosotros y nuestro médico, ¡ya mismo! De lo contrario, es mejor prepararnos para aceptar los riesgos –y consecuencias anejas– derivados de no seguir instrucciones clave para nuestro tratamiento o recuperación.

Parte II

Conocer nuestras opciones

Capítulo 4

Recabar una segunda opinión, y tal vez una tercera

Hace seis meses, en un TAC de mi pulmón apareció una pequeña masa. Mi «educación» en la Wellness Community se puso rápidamente a funcionar, y decidí no cruzarme de brazos y estar observándolo durante un año, según sugirió mi oncólogo. Tuve que dar mucha lata a cuatro médicos para poder conseguir una biopsia, cuyo resultado fue: cáncer de páncreas. Si hubiera esperado y no hubiera sido un paciente activo, el desenlace podría haber sido fatal. Actualmente me encuentro bien, sin mostrar de nuevo signos de enfermedad.

KAY KAYS, cuatro veces y durante doce años superviviente de cáncer de páncreas, participante de la Wellness Community de Arizona Central

La mayor parte de los cánceres se tratan mejor si se diagnostican pronto. Como hay muchos tipos de cáncer, es crucial que el nuestro se diagnostique con precisión y prontitud. Las opciones de tratamiento dependen de identificar con precisión el tipo y fase de nuestro cáncer.

Como la biopsia es clave para el diagnóstico, es importante que nos hagan el adecuado tipo de biopsia, y que la muestra de tejido sea evaluada por un patólogo (un médico especializado en estudiar la enfermedad mediante la evaluación de tejido corporal). Se prefiere que este patólogo esté especializado en analizar muestras de cáncer. También puede que tengamos que buscar un centro oncológico o un hospital universitario para asegurarnos de que tenemos acceso a un patólogo cualificado, especialmente si nuestro médico y hospital locales no tratan a muchos pacientes con cáncer. Saber que estamos recibiendo el mejor tratamiento para nuestro cáncer es de vital importancia. Aun cuando tengamos una buena comunicación con nuestro médico y nos satisfagan sus titulaciones, a menudo es útil buscar una segunda –e incluso una tercera– opinión por varios puntos a lo largo del camino para estar seguros de que se nos ha ofrecido el mejor tratamiento médico posible. Tengamos presente que hay seguros médicos que exigen incluso recabar segundas opiniones, y que muchos cubrirán dicho coste si el paciente las pide.

La mayor parte de los médicos esperan y comprenden que, a causa de la gravedad del cáncer, los pacientes busquen una segunda opinión. No tengamos miedo de poder herir los sentimientos del médico o de que él o ella nos vayan a tratar por eso de manera distinta. Un buen médico ha de ser respetuoso de nuestra necesidad de confirmar que estamos recibiendo el mejor tratamiento disponible.

Conviene tener la consulta en el marco multidisciplinar de un importante centro oncológico u hospital universitario, si es posible. He aquí algunas ocasiones en que podemos desear recabar otra opinión:

- si nos han dicho que no hay esperanza y que ningún otro tratamiento puede resultar beneficioso;
- si hay algo equívoco sobre nuestro caso, como por ejemplo si un tumor es o no operable;
- si vivimos en una zona rural y estamos recibiendo tratamiento en un pequeño hospital;
- si estamos siguiendo un plan de atención médica dirigida que creemos que está limitando nuestras opciones de tratamiento;
- si queremos simplemente estar seguros de haber tomado el camino correcto.

Nuestro médico agradecerá que, al recabar otra opinión cualificada, recojamos información vital que nos ayude a los dos a tomar decisiones más informadas aún sobre nuestro tratamiento.

Dar con un especialista

El cáncer es una enfermedad compleja y delicada. La manera de clasificar y tratar el cáncer puede cambiarla rápidamente. Los oncólogos son médicos especializados en cáncer, y los hematólogos médicos especializados en tratar trastornos de la sangre, entre ellos cánceres como el linfoma y la leucemia.

> *Después de facilitarme los nombres de médicos eminentes y de distintos centros oncológicos, (mi médico) añadió: «Usted no quiere seguramente cometer una pifia, y además Tammy (mi hija) necesita una mamá». En aquel mismo momento tomé la decisión, que nunca he lamentado. Le estaré eternamente agradecida al doctor Mastroianni.*

LORRAINE TWARDOWSKI, participante de
la Wellness Community de Delaware

Algunos especialistas se centran de manera particular en el diagnóstico y tratamiento de un tipo concreto de cáncer. Probablemente deseemos ser tratados por un especialista adherido a una asociación profesional. Estas organizaciones se dedican a impedir, mejorar el tratamiento y curar el cáncer. Lo más probable es que un especialista esté al tanto de los últimos descubrimientos en materia de cáncer leyendo artículos y asistiendo a simposios sobre los más recientes tratamientos del cáncer.

Muchos oncólogos forman parte de grupos de trabajo formados por varios tipos de especialistas de cáncer con diferente experiencia y formación. En una sesión de estos grupos de trabajo, un médico puede presentar información sobre nosotros y nuestra enfermedad, y los demás médicos sus opiniones e ideas. Sin embargo, puede que prefiramos conocer la opinión de un oncólogo diferente, por ejemplo uno que no esté en la misma asociación que el que ha emitido el primer diagnóstico. Pensemos en la conveniencia de que nuestra segunda o tercera consulta se produzca en el marco multidisciplinar de un importante centro oncológico u hospital universitario, si es posible.

Nuestro médico de cabecera o compañía aseguradora a menudo suelen recomendar a otro oncólogo o especialista de cáncer a quien visitar para recabar una segunda opinión. Si buscamos la opinión de otro médico, recordemos que lo mejor es tener una copia completa de nuestro historial médico, incluidas radiografías, diapositivas, escáneres y diversos informes médicos. Lo mejor es tener copia de todos estos materiales y entregarla en mano. Las segundas opiniones no se consideran adecuada a no ser que un nuevo patólogo, preferentemente experto en cáncer, revise la muestra histológica del tumor propiamente tal. Podría acompañarnos a la cita un amigo o familiar que nos ayude a tomar notas, a formular preguntas y a prestarnos su apoyo. También podríamos llevar una grabadora y preguntar al médico si no le importa que grabemos la conversación.

Comprender bien los números

La efectividad del tratamiento puede verse «en los números», es decir, en las estadísticas. Pero hemos de procurar que las estadísticas no perturben y gobiernen nuestra vida. Recordemos que somos mucho más que meros números, y que las personas no son meras estadísticas. Lo que probablemente nos darán a leer serán números basados en las experiencias de amplias poblaciones de personas. Pero recordemos que nuestra experiencia con el cáncer es única y puede divergir enormemente de las estadísticas.

Las estadísticas sobre supervivencia con cáncer se basan en índices de supervivencia de cinco años. Puede darse, y de hecho se da, una supervivencia de cinco años en muchas personas con todas las fases de muchos tipos de cáncer. Tenemos grandes probabilidades de supervivencia a largo plazo si recibimos el diagnóstico con la enfermedad en fase temprana. Por desgracia, a medida que aumentan las fases las probabilidades de supervivencia a largo plazo se reducen. Sin embargo, abundan los nuevos tratamientos que hacen posible afrontar o incluso controlar ciertos tipos de cáncer durante un largo período de tiempo, otra buena razón para recabar las opiniones de varios médicos.

Ante consejos en conflicto

Si recibimos una recomendación que difiere de nuestro plan de tratamiento original es muy probable que nos invada la zozobra. Deberíamos hablar tanto con este médico como con nuestro primer médico sobre por qué nos están proponiendo un plan de tratamiento diferente. Para algunos tipos de cáncer puede haber toda una gama de opciones de tratamiento, siendo muchas de ellas igualmente eficaces. Sólo nosotros y nuestro médico podremos decidir cuál será la mejor para nosotros. Podremos incluso decidir que necesitamos una tercera opinión. Como hay tanto en juego, es importante que formulemos preguntas y hablemos con claridad sobre nuestra atención médica a fin de poder tomar la decisión que resulte mejor para nosotros.

No olvidemos que recabar una segunda o tercera opinión no significa tener que cambiar nuestro plan de tratamiento o buscar un nuevo médico. Utilizaremos la información para hablar con nuestro oncólogo inicial acerca de qué opciones de tratamiento son correctas para nosotros. Muchas personas con cáncer han manifestado sentirse mejor, y con mayor control, después de haber hablado con otro experto sobre su enfermedad. Conforme avanzan en el tratamiento, se sienten más tranquilas de saber que han explorado todas las opciones posibles para recibir la mejor atención disponible.

No existe una «cura mágica»

Conviene saber también que ir de un médico a otro buscando una «cura mágica» no es necesariamente productivo para nuestra enfermedad, ni para nuestra salud mental. Algunos pacientes dificultan aún más las cosas recabando opinión tras opinión; al final, se sienten como inmovilizados, pues no pueden decidirse por nada. Si esto nos está ocurriendo a nosotros, o a alguien a quien conozcamos, hablemos con nuestro médico, con un asistente social en oncología o con una enfermera para hacer frente a algunos de los temores y ansiedades que podamos tener a la hora de decidir iniciar o terminar un tratamiento o encontrar el equipo terapéutico más correcto para nosotros.

> Me entró un ataque de pánico cuando me diagnosticaron cáncer de páncreas. Llevaba tiempo sin sentirme mal, tal vez un mes. Yo tuve suerte con la oncóloga, que me vino como llovida del cielo. Mi hijo y mi nuera cogieron enseguida el avión y estuvieron aquí conmigo durante los dos primeros tratamientos de quimio. Les encantó la doctora, y ahora se tutean incluso. Es muy comprensiva y sabe escuchar.

> BERYL LE FENER, participante de
> la Wellness Community del Condado de Orange

En algunos casos, puede que no podamos oír lo que queremos oír, independientemente de cómo ven el caso muchos de los médicos a los que acudimos. Tengamos cuidado de las personas que ofrecen una «cura» rápida o fácil, que no parezca concordar con ninguno de los profesionales médicos con quienes hemos hablado nuestro caso o plan de tratamiento.

La entrevista entre paciente activo y médico

Ya sea la primera, la segunda o la tercera opinión, he aquí algunas preguntas importantes a formular a los médicos involucrados en nuestro diagnóstico y/o tratamiento de cáncer:

- ¿Qué experiencia tiene con el cáncer y tratando cánceres?
- Concretamente, ¿tiene un título reconocido como oncólogo, hematólogo o ambas cosas?
- ¿Está al tanto de los más recientes tratamientos contra el cáncer?
- ¿Se pueden hacer análisis clínicos sobre el cáncer en esta clínica/hospital?
- ¿Qué tipo de radiación y de servicios quirúrgicos están disponibles en esta clínica?
- ¿Está el médico o la clínica asociados a un importante centro médico, facultad de medicina o centro oncológico global?
- ¿Aceptará este médico y/o hospital nuestro tipo de seguro?
- ¿De qué organizaciones profesionales es miembro el médico?
- ¿Hay una enfermera oncológica o asistente social que estén disponibles durante el tratamiento para proporcionarnos información y apoyo?
- ¿Qué otros servicios de apoyo (grupos de apoyo, vivienda, etcétera) están disponibles en esta clínica para pacientes y familiares?

Comunicarnos con nuestro equipo médico

Descubrir que tenemos cáncer puede atemorizarnos y abrumarnos sobremanera. Puede hacer que resulte muy difícil hablar con (y escuchar a) nuestro médico, enfermera, otros miembros de nuestro equipo médico e incluso nuestra familia. Afortunadamente, existen varias cosas que podemos hacer para comunicarnos más fácilmente con nuestro médico. Según varios estudios, una comunicación fluida entre nosotros y nuestro equipo médico puede ayudarnos a sentirnos mejor a la hora de tomar las decisiones e incluso mejorar la calidad de nuestra atención médica.

Asegurémonos de que comprendemos lo que se está hablando. Cuando hablemos con nuestro médico, utilicemos frases con «yo». Por ejemplo, la frase «no comprendo... « es mucho más eficaz que «no está usted siendo muy claro sobre...»». También conviene ser francos. Si no comprendemos una palabra o una opción de tratamiento, digámoslo claramente. Formulemos las preguntas de manera concreta y concisa. Si hay algo que no entendemos, pidamos a nuestro médico que lo explique con mayor detalle. Pongamos por escrito nuestras preguntas y preocupaciones.

> *Durante los últimos ocho años, he aprendido a confiar en mis instintos; consciente de que recabar una segunda opinión podía ser crucial para mi propia supervivencia, afiné mi capacidad para moverme por el complejo sistema médico, creé un «equipo de ensueño médico multidisciplinar» y descubrí la importancia de ser paciente activo. Cada vez que me enfrento al cáncer, más veo lo esencial que es para mí ser un actor clave en el proceso de toma de decisiones con respecto al «plan de acción» para la supervivencia. Saber que me contestan las preguntas y que tengo acceso a las informaciones actualizadas, así como que conozco los pros y contras de los diferentes protocolos de tratamiento, no sólo reducen mi nivel de angustia, sino que también me capacitan para tomar decisiones informadas en cada etapa del camino.*

> BECKY GORDON, participante de
> la Wellness Community de Delmarva

Finalmente, si algo nos parece confuso, tratemos de dirigirnos a nuestro médico de esta manera: «¿Quiere decir que yo debería...?» Si creemos que lo comprenderemos mejor con ilustraciones, pidámosle ver los rayos X o las diapositivas, o que trace un croquis o diagrama.

Para asegurarnos de que estamos recibiendo la mejor atención y el mejor tratamiento posibles, hemos de procurar estar muy activamente implicados con nuestro equipo médico. Recibir la mejor información de las mejores mentes médicas puede hacer que resulte más positivo y feliz el largo camino hacia la meta.

Mi oncólogo, el doctor Lowell Anthony, me presentó al cirujano que me iba a salvar la vida, el doctor Phil Boudreaux. Su enfoque de la cirugía es agresivo; incluye la extirpación de tumores del hígado y de los órganos colindantes. No me llevó mucho tiempo decidirme. Pese a lo arriesgado que era, al menos sabía que estaba haciendo todo lo que podía. El 8 de enero del 2001, tras nueve horas de quirófano, me consideraron libre de cáncer en un ochenta y cinco por ciento. Los tumores que no pudieron extirpar fueron «cocidos» con una terapia de radio-ablación. El camino de regreso iba a ser muy largo... El pasado invierno supe que el cáncer iba a volver a crecer. En marzo, el doctor Boudreaux y su equipo realizaron una difícil –pero impecable– segunda operación quirúrgica.

RALPH WARRINGTON, participante de
la Wellness Community del Sudoeste de Florida

Plan de paciente activo

- Siempre buscar al menos una segunda opinión respecto a nuestro diagnóstico o tratamiento de cáncer.

- Reexpedir todos nuestros informes médicos más recientes, entre ellos informes quirúrgicos, informes de patología e informes de radiología, al médico externo que nos está tratando. Llamar antes de la cita para asegurarnos de que el despacho del médico ha recibido toda la información necesaria antes de nuestra visita.

- Llevar a la cita nuestras diapositivas de patología originales y todo nuestro material radiológico reciente, como rayos X, TACs, resonancias magnéticas y ultrasonidos, si los hicieron en otro lugar. Preguntar si deberíamos llegar temprano o dejar el material radiológico y demás diapositivas con anterioridad a la cita para que le echen un vistazo.

- Que nos acompañe un familiar o un amigo íntimo a la cita para que tome notas, nos ayude a formular las preguntas y nos preste apoyo emocional.

- Considerar la posibilidad de llevar una grabadora y pedir permiso para grabar la conversación con nuestro médico de manera que podamos repasar después los pormenores de la consulta.

- Recordar que, aunque sin duda no existe ninguna «cura mágica» para nuestro cáncer, obtendremos los mejores beneficios posibles del aporte de muchos médicos experimentados y versados en la materia.

Capítulo 5

Opciones de tratamiento tradicionales

Hace años, antes de mi primer diagnóstico de cáncer, tenía miedo de recibir la información de que tenía cáncer de mama. Tras mi primera experiencia, una lumpectomía y una radiación, descubrí que podía reanudar, básicamente, mi vida normal. Que podía sobrevivir a lo que tanto había temido.

NANCY HUTCHINS, participante de
la Wellness Community de Nueva Jersey Central

Aunque los tratamientos de todo tipo de cáncer están evolucionando sin cesar, las decisiones respecto a nuestro tratamiento debemos tomarlas en última instancia nosotros mismos, de común acuerdo con nuestro equipo médico. Y, lo que es más importante, si bien muchas opciones de tratamiento presentan unas estadísticas parecidas sobre el resultado potencial, los efectos secundarios pueden variar enormemente según el tratamiento. Así pues, no sólo deberíamos hablar con nuestro médico sobre las distintas opciones de tratamiento que tenemos desde la perspectiva del resultado, sino también sobre los efectos secundarios que pueden acompañar a cada opción, para que sean lo más llevaderos posible para nuestro estilo de vida y nuestros objetivos de terapia. No hay nadie más cualificado que nosotros mismos para tomar decisiones sobre la calidad de nuestra vida y sobre nuestro futuro. Busquemos primero información y asesoramiento, y hagamos después lo que juzguemos más adecuado.

Puede ser importante hablar con uno o varios especialistas en oncología en busca de consejo para el tratamiento más actualizado y adecuado para nuestro cáncer. Preguntemos a nuestro médico sobre los distintos ensayos clínicos antes de tomar cualquier decisión sobre nuestro tratamiento. Recordemos que ser paciente activo es especialmente importante en la fase de tratamiento de nuestra experiencia con el cáncer. Por lo tanto, conviene conocer el mayor número de aspectos sobre todas las opciones de tratamiento tradicionales disponibles, sin olvidar, por supuesto, las opciones de tratamiento más recientes.

La quimioterapia

La quimioterapia es la utilización de fármacos para destruir las células cancerígenas. Los fármacos quimioterápicos afectan rápidamente a las células en crecimiento, tanto a las cancerígenas como a algunas otras células normales. Como estos fármacos afectan a las células de nuestro cuerpo, es posible que experimentemos efectos secundarios tales como pérdida de cabello, mal sabor de boca y riesgo de infección.

Muchos de estos efectos secundarios son temporales y cesan una vez que el tratamiento ha concluido, o se ha detenido. Sin embargo, algunos efectos secundarios podrían causar un malestar físico y emocional que puede ser perjudicial para la dosificación y frecuencia de la quimioterapia que necesitamos recibir para tener buenas probabilidades de recuperación.

El tipo de quimioterapia depende del tipo de cáncer, de la fase de éste y de nuestra salud en general. Más de la mitad de las personas diagnosticadas de cáncer reciben quimioterapia. Aunque puede haber diferentes tipos de fármacos «quimio» disponibles, conviene que charlemos con nuestro oncólogo sobre un protocolo específico o plan de tratamiento que servirá de parámetro terapéutico para nuestro cáncer en su forma actual.

Una de las cosas más importantes a tener presente es que debemos «aguantar hasta el final» con la quimioterapia. Los cambios innecesarios o retrasos en nuestro plan de tratamiento quimioterápico pueden tener consecuencias físicas y emocionales negativas. Es muy importante revelar a nuestro médico y/o enfermera todos los síntomas o efectos secundarios de manera que éstos puedan ser tratados de manera eficaz.

La intensidad de la dosis es clave

Un estudio reciente basado en la revisión de gráficos médicos de más de diecisiete mil mujeres con cáncer de mama en fase temprana que recibieron quimioterapia arrojó que:

- Hasta un veinte por ciento de las pacientes estaban recibiendo menos del ochenta y cinco por ciento de la intensidad de dosis quimioterápica planificada. Asimismo se comprobó que la intensidad de dosis por encima del ochenta y cinco por ciento podía tener como resultado más probabilidades de supervivencia en general y de ausencia de recaídas.

- Al veintiocho por ciento de estas mujeres se les redujo la dosis de quimioterapia. Al cuarenta y cuatro por ciento se les reprogramó el tratamiento.

No es la quimioterapia de nuestra abuela

Muchas de las historias que podemos haber oído sobre el tratamiento con quimioterapia han dejado de ser ciertas. Actualmente, se han desarrollado fármacos más eficaces que, en dosis más altas y combinaciones diferentes, mejoran las probabilidades de supervivencia a largo plazo, al menos para ciertos cánceres. Asimismo, se han producido grandes avances en las medicaciones que reducen, o eliminan por completo, náuseas y vómitos, así como otros dolores fruto del cáncer. Otros medicamentos especiales, llamados factores de crecimientos de glóbulos sanguíneos, contribuyen también a que nuestros análisis de sangre vuelvan a ser más normales. Lo cual reduce los riesgos de infección y hospitalizaciones innecesarias.

En Estados Unidos, la quimioterapia se administra por lo general en los ambulatorios, según un programa regular que dura un período de tiempo concreto. Podemos recibir una combinación o secuencia de fármacos que han resultado ser más eficaces. La quimioterapia puede administrarse por vía intravenosa, en forma de píldoras ingeridas por la boca, mediante inyección o aplicada directamente a la piel. Conviene pedir amplia información a nuestro médico y enfermera sobre qué tratamiento concreto necesitamos y qué nos espera en las semanas y meses venideros. Puede también que deseemos cartografiar nuestro plan de tratamiento y de citas en un calendario especial, para así saber bien a qué atenernos.

Recuerdo cuando el cirujano, con los rayos X en la mano, me dijo: «Es cáncer», mientras señalaba con el dedo uno de los lunares, sin estar seguro de los otros. Nos pusimos a hablar de biopsias con aguja en vez de biopsias quirúrgicas, conscientes de que era la primera de muchas decisiones que tendríamos que hacer en nuestro viaje. Añadimos nuevas palabras a nuestro vocabulario cotidiano, como, por ejemplo, HER-2, receptores de estrógeno, mastectomías, quimioterapia, adriamicina y radiación.

ROBERT LUBRECHT, participante de
la Wellness Community de Gran Cincinati/Kentucky Norte

¿Cómo funciona la quimioterapia?

Las células normales crecen y mueren de manera controlada. Cuando surge un cáncer, células del cuerpo que no son normales siguen dividiéndose y formando más células de manera incontrolada. Los fármacos quimioterápicos destruyen las células cancerígenas, impidiéndoles crecer y multiplicarse. También pueden resultar dañadas algunas células sanas, especialmente las que se dividen rápidamente. El daño a las células sanas es lo que causa los efectos secundarios. El tipo de efectos secundarios que vayamos a experimentar depende del tipo de fármacos quimioterápicos que estemos tomando, así como de las dosis y de la frecuencia de los tratamientos. Aunque las células anteriormente sanas suelen autorrepararse después de la quimioterapia, es importante abordar activamente cualquier efecto secundario que podamos experimentar.

Las metas de la quimioterapia
Según el tipo de cáncer, y lo avanzado que esté, la quimioterapia puede utilizarse con diferentes fines:

- **Para curar el cáncer.**
  El cáncer se considera curado cuando el paciente queda libre de cualquier signo perceptible de tumor en un examen físico o en estudios de laboratorio y de radiología.

- **Para controlar el cáncer.**
  El control sirve para impedir que el cáncer se extienda, frenando su crecimiento y matando las células cancerígenas que puedan haberse extendido a otras partes del cuerpo desde el tumor original.

- **Para aliviar síntomas que el cáncer pueda estar produciendo.**
  Aliviar síntomas, como por ejemplo el dolor y otras molestias, puede ayudar a los pacientes a vivir de manera más confortable.

¿Cómo prepararnos para la quimioterapia?

Los pacientes que se preparan para la quimioterapia dicen estar más capacitados para sortear los efectos físicos y emocionales del tratamiento. Conviene:

- hablar con otros que hayan tenido esta experiencia;
- hablar con nuestro médico y sopesar reposadamente las distintas opciones que se nos presentan;
- fijarnos metas y recompensas a medida que vayamos superando los hitos del tratamiento;
- rezar y buscar apoyo espiritual;
- estar activos recabando información y segundas opiniones;
- elaborar una lista de preguntas y una agenda con nuestras visitas al médico;
- grabar la conversación con el médico y reproducirla para nosotros mismos o nuestros familiares;
- que alguien nos acompañe para prestarnos apoyo emocional y para que escuche lo que se diga, para poder charlar sobre ello después;
- hablar con la enfermera oncológica sobre nuestras preguntas o preocupaciones;
- pensar en la posibilidad de hablar con un asistente o asesor social que nos ayude a nosotros y a nuestros familiares a prepararnos para las cuestiones emocionales y sociales;
- unirnos a un grupo de apoyo compuesto por otras personas que estén recibiendo tratamiento contra el cáncer;
- anticipar ciertos efectos secundarios de orden físico, como cansancio, pérdida de cabello, náuseas, fiebre e infección.

Tratamiento de radiación

El tratamiento de radiación es la utilización de rayos X de alta energía para impedir que las células cancerígenas crezcan y se multipliquen. También llamada radioterapia, rayos X, cobalto o terapia de irradiación, la terapia de radiación se aplica generalmente al exterior de nuestro cuerpo mediante un aparato que puede dirigir rayos de alta energía directamente al punto donde se localiza nuestro cáncer. La mitad de las personas con cáncer son tratadas mediante radiación. Para muchos pacientes, la radiación es el único tipo de tratamiento requerido. La terapia de radiación se aplica en dosis (medidas en rads or grays), generalmente cinco días a la semana durante varias semanas. Hemos de colaborar con el oncólogo de radiación y con el altamente cualificado grupo de técnicos de radiación, que nos apoyarán con una atención de alta tecnología y de alta calidad.

Antes de la radiación, nos harán mediciones precisas para saber exactamente dónde hay que aplicar la radioterapia. Los técnicos harán unas marcas especiales en nuestra piel que les guíe –a ellos y al aparato– con el fin de podernos ofrecer un tratamiento eficaz. No seremos radioactivos lo que dure esta sesión, y generalmente no sentiremos nada durante el tratamiento propiamente tal, salvo tal vez una pequeña molestia debida a tener que estar tumbados durante un determinado período de tiempo. Muchas personas suelen concertar sus citas de radiación diarias de manera que se compaginen con el trabajo u otras actividades cotidianas. A veces, el mejor momento para acudir es a primeras horas de la mañana; de esta manera, dispondremos de toda la jornada para desarrollar nuestra actividad normal.

Otro tipo de tratamiento de radiación es la radiación interna; es decir, una cantidad exacta de material radioactivo implantada en el interior de nuestro cuerpo, generalmente en zonas respectivamente relacionadas con los cánceres de vagina, próstata o mama. El implante se deja ahí unos cuantos días. Durante dicho tiempo, lo normal es permanecer en el hospital mientras el implante radioactivo lleva a cabo su labor destructiva del tumor.

Fines de la terapia de radiación

Al igual que la quimioterapia, el fin de la radioterapia depende del tipo de cáncer y de lo avanzado que se encuentre. La radioterapia suele utilizarse para:

- **Reducir el tumor.**
  La radiación puede ser una herramienta importante para detener el crecimiento de las células cancerígenas que se quedan después de la cirugía o para reducir el volumen de un tumor antes de la operación quirúrgica.

- **Mejorar la calidad de vida.**
  Aun cuando no sea posible curar el cáncer, la terapia de radiación puede aportar alivio. Son muchos los pacientes que dicen que síntomas tales como el dolor disminuyen en gran medida con la radioterapia.

Los médicos hacen la mitad del trabajo de la curación, y nosotros tenemos que intentar hacer la otra mitad: curar las emociones y el espíritu.

DIANA BERHO, participante de
la Wellness Community de Bay Cities Sur

La cirugía

La cirugía se puede utilizar en el diagnóstico, clasificar la extensión y gravedad y tratamiento del cáncer. También puede utilizarse para minimizar los síntomas de enfermedad avanzada y para aliviar la desazón, o para fines de reconstrucción y rehabilitación. Son muchas las personas a las que se les practica una biopsia para confirmar o diagnosticar un cáncer correctamente. La biopsia consiste en extraer una muestra de tejido de un órgano u otra parte del cuerpo para su examen por un patólogo. La biopsia positiva indica la presencia de cáncer, mientras que la negativa puede indicar que no había ningún cáncer presente o que el espécimen de biopsia fue inadecuado. La cirugía ha jugado un papel importantísimo en la cura del melanoma, y de los cánceres de mama, colorrectales y de tiroides, cuando se detectan pronto. Según un tópico al uso, la cirugía puede hacer que el cáncer se extienda, al exponer al aire las células cancerígenas. Lo cual es sencillamente falso. El cáncer no se extiende porque se exponga al aire. Sin embargo, es cierto que algunos pacientes se sienten peor después de la cirugía, pero ello se debe atribuir a las secuelas de la incisión y la anestesia. Es una sensación absolutamente normal. Como quiera que una temprana extirpación de todas las células cancerígenas aumenta enormemente las probabilidades de cura, es importante impedir que este bulo nos desanime a la hora de buscar la cirugía.

Fines de la cirugía
- **Diagnosticar y clasificar la extensión y gravedad el cáncer.**
  La cirugía puede identificar el tipo de tumor, así como el desarrollo del crecimiento, la implicación nodal del tamaño y la difusión regional y/o distante.

- **Curar.**
  El objetivo primordial de la cirugía del cáncer es curar. La cirugía definitiva o curativa implica retirar la totalidad del tumor, así como los nódulos linfáticos asociados y un margen de dos a cinco centímetros de tejido circundante. Para incrementar las probabilidades de curación, es esencial la detección temprana.

- **Aliviar los síntomas.**
  La cirugía puede utilizarse para minimizar síntomas de enfermedad avanzada, como por ejemplo procedimientos neuroquirúrgicos para el control del dolor.

- **Reconstruir o rehabilitar.**
  El objetivo es minimizar la deformidad y mejorar la calidad de vida (como en la reconstrucción de mama, cabeza y cuello).

¿Debería un cirujano decir: «Ya está»?

En general, cuando un cirujano dice «ya está» significa que ha quitado el tumor en su totalidad, que los márgenes (zona alrededor del tumor) están limpios y libres de células cancerígenas y que no hay pruebas de nódulo linfático o de propagación metastásica. Dado que aproximadamente el setenta por ciento de los pacientes presentan signos de micrometástasis en el momento del diagnóstico, esta frase debería pronunciarse con extremada precaución. Sin duda es menos arriesgado, induce menos al error, decir al paciente: «Parece ser que no quedan signos de cáncer. Dentro de un par de días, el informe patológico nos dará más información. Si la patología ha desaparecido de los márgenes, hay muchas probabilidades de que todo haya quedado extirpado». Sin embargo, aún hay una probabilidad de que ya se haya extendido la enfermedad microscópica. Por eso es importante ver a un oncólogo para hablar de terapias adicionales, como la quimioterapia y/o la terapia de radiación.

La cirugía sola puede curar a pacientes con enfermedad localizada, pero a menudo es necesario combinar la cirugía con otras modalidades de tratamiento a fin de alcanzar unos índices de reacción superiores.

> *Durante mi recuperación de la cirugía, encontré un gran consuelo en mis visitas a un jardín botánico local y al museo de arte de la ciudad. También hice saber a mi iglesia que tenía cáncer, pero que no era terminal, y recibí mucho apoyo de mis amigos y del pastor.*

> STEVE AHLF, participante de
> la Wellness Community de Gran St. Louis

La herramienta para decidir tratamiento de la Wellness Community

Esta herramienta está ideada para ayudarnos a hablar con nuestro médico sobre las opciones de tratamiento.

La llevaremos a nuestra cita y utilizaremos como guía a la hora de tomar decisiones sobre el tratamiento correcto para nosotros.

PARTE I

Preguntas sobre nuestro historial médico	Respuestas
¿Cuándo me diagnosticaron cáncer? (Una persona con cáncer recientemente diagnosticado puede tener unas opciones de tratamiento diferentes a las de una persona que ya haya recibido ciertos tratamientos).	
¿Qué tipo de cáncer tengo? (El tipo de cáncer determinará el tipo de tratamiento que necesitamos).	
¿Cuál es la fase de mi cáncer? (La fase del cáncer determinará también los tipos de tratamiento disponibles).	
¿Cuál es mi actual estado de salud? (Nuestro estado de salud general puede afectar a los tipos de tratamiento que podemos tolerar).	
¿Cuál debería ser la meta de mi tratamiento? (La meta del tratamiento –cura, control de síntomas, remisión prolongada– puede afectar al tipo de tratamiento que está disponible para nosotros o que nosotros elijamos).	

PARTE II

Opciones de tratamiento	Mientras hablamos con nuestro médico de las opciones de tratamiento, tomar notas en cada una de las columnas de abajo.		
¡TENEMOS ELECCIÓN!	Posibles efectos secundarios (es decir, hospitalización, pérdida de cabello, cansancio, neuropatía periférica, náuseas y vómitos, sarpullido, etcétera)	Calidad de vida/comodidad de tratamiento (es decir, visitas necesarias al hospital o clínica para recibir tratamiento, seguimiento, análisis de sangre, actividades restrictivas, etcétera).	Eficacia (es decir, ¿qué probabilidades hay de que este tratamiento funcione conmigo?)
Cirugía (¿Se puede quitar el tumor quirúrgicamente?)			
Quimioterapia pre o poscirugía			
Radiación pre o poscirugía			
Radiación			
Quimioterapia			
Terapias más recientes			
Terapias de investigación en análisis clínicos			
Tratamientos combinados (entre lo arriba indicado)			
La mejor prestación de apoyo			

Plan de acción del paciente

- Hablar con nuestro médico y sopesar detenidamente las múltiples opciones que se nos presentan.

- Fijarnos objetivos y recompensas a medida que vayamos superando etapas en el tratamiento.

- Rezar y buscar apoyo espiritual.

- Estar activos recabando información y otras opiniones.

- Elaborar una lista con preguntas y una agenda con nuestras visitas al médico.

- Grabar la conversación con el médico para reproducirla para nosotros mismos o nuestros familiares.

- Que alguien nos acompañe para prestarnos apoyo emocional y escuchar lo que se diga a fin de poder hablar de ello después.

- Hablar con nuestra enfermera oncológica sobre nuestras preguntas o preocupaciones.

- Pensar en la posibilidad de hablar con un asistente social o asesor que nos ayude, a nosotros y a nuestros familiares, a estar preparados para cuestiones de índole emocional y social.

- Formar parte de un grupo de apoyo formado por otras personas que estén recibiendo tratamiento contra el cáncer.

- Anticipar ciertos efectos secundarios de orden físico, como cansancio, pérdida de cabello, náuseas, fiebres e infección.

- Recordar que siempre tenemos donde elegir.

Capítulo 6

Nuevas fronteras en el tratamiento

Estoy más centrado en mi sistema inmunológico y en la manera de cuidarlo.

NAS FARSAL, participante de
la Wellness Community del condado de Orange

Imaginemos que un médico es capaz de identificar el mejor tratamiento personalizado para nosotros estudiando simplemente una muestra de tejido y catalogando nuestro código genético o consiguiendo un tratamiento que ataque a las secciones precisas de una célula que la hacen convertirse en tumor. Aunque estas situaciones siguen siendo imaginarias en la actualidad, el progreso de la ciencia y de la medicina podrían convertirlos en escenarios realistas en un futuro próximo.

Se están haciendo grandes progresos en la comprensión, primero sobre cómo se produce el cáncer, segundo de cómo tratarlo y, finalmente, de cómo impedirlo. No está siendo tarea fácil; pero, si bien el cáncer incluye más de cien variedades distintas, hay esperanzas bien fundadas. Cada día, los científicos están haciendo nuevos descubrimientos, como la apoptosis, combinaciones quimioterápicas, vacunas contra el cáncer, terapias biológica y genética y otras nuevas tecnologías.

Comenzar en el nivel celular

Es algo sobradamente sabido que una temprana detección del cáncer puede incrementar espectacularmente el índice de supervivencia. Junto con los avances en el tratamiento, otra rama en la investigación del cáncer implica encontrar nuevas herramientas que diagnostiquen la enfermedad. Estas nuevas herramientas ayudan a detectar el cáncer antes, así como a determinar las etapas de la enfermedad, seguir de cerca la progresión del cáncer y seleccionar las terapias más eficaces. La investigación actual se está centrando en ensayos celulares y genéticos que ayuden a alcanzar estas metas.

Algunos ensayos con células se están utilizando para detectar y contar células tumorales en circulación en un análisis de sangre. Los ensayos basados en los genes (también llamados ensayos moleculares), que determinan la presencia y origen histológico de células cancerosas para establecer la estadificación de la enfermedad, con toda probabilidad ayudarán en la selección del pronóstico y de la terapia. Los ensayos moleculares permiten una mayor precisión y una mayor información específica del paciente. Muchos de estos ensayos siguen en fase de investigación, por lo que aún no se han aprobado para su utilización extensiva. En la Wellness Community, esperamos que algún día se descubra un procedimiento que no sólo detecte el cáncer una vez surgido, sino que también lo detecte como estado precanceroso desde su inicio, al más temprano nivel celular.

Nuevas herramientas de tratamiento

Una de las herramientas más recientes contra el cáncer es la llamada terapia dirigida. Estas terapias actúan de manera distinta a los enfoques tradicionales, como la radiación y la quimioterapia. Estos tratamientos se proponen impactar a las células tumorales sin comprometer en el proceso a las células sanas. Este enfoque puede producir menos efectos secundarios en las personas que siguen un tratamiento contra el cáncer.

Los avances científicos han demostrado que muchos de los cambios en células que desembocan en cáncer se deben a los genes y al denominado sistema de señales dentro de una célula. Las terapias dirigidas trabajan para interferir en el sistema de señales, que lo mismo puede decir a una célula que se multiplique como que se destruya. Las terapias dirigidas están ideadas para interferir en el crecimiento y división de la célula cancerígena en diferentes modos y en varios puntos durante el desarrollo, crecimiento y propagación del cáncer. Muchas de estas terapias se centran en proteínas involucradas en el proceso de señalización dentro de y entre las células. Las terapias dirigidas funcionan bloqueando señales celulares que fomentan el crecimiento del cáncer.

Es importante notar que no siempre las nuevas terapias son adecuadas para cualquier tratamiento del cáncer, por lo que deberíamos hablar con nuestro médico para saber si alguno de los tratamientos más recientes pueden ser adecuados para nuestra situación concreta.

Entre las categorías de terapias dirigidas que están más disponibles actualmente, o que van a estarlo, figuran los tratamientos que utilizan lo siguiente:

- anticuerpos monoclonales dirigidos al crecimiento de células cancerígenas;
- fármacos angiogenésicos dirigidos al crecimiento de vasos sanguíneos cancerosos;
- moléculas pequeñas, como la tirosincinasa y los inhibidores de heterodimerización.

Entre algunas de las terapias dirigidas más importantes actualmente en uso o en desarrollo figuran las variaciones de anticuerpos terapéuticos. El anticuerpo monoclonal celular anti-CD 20/B, receptores de factor de crecimiento epidermal y agentes antiangiogenésicos, como por ejemplo el factor de crecimiento endotelial vascular.

Más tratamientos del cáncer en el horizonte

Hoy se están investigando varias categorías de tratamientos del cáncer para el futuro. Entre ellas figuran los fármacos que inducen apoptosis, que busca la muerte de células cancerígenas, así como nuevas combinaciones de agentes dirigidos, vacunas contra el cáncer, terapia biológica o inmunoterapia y terapias genéticas.

Anticuerpos monoclonales terapéuticos

Uno de los tipos más recientes de terapia actualmente disponibles son los anticuerpos terapéuticos. Para comprender lo que son los anticuerpos terapéuticos debemos comprender primero cómo funciona el sistema inmunológico. Los anticuerpos son proteínas que se encuentran en el cuerpo y que se forman como reacción a antígenos extraños. Un antígeno es cualquier sustancia que produzca una reacción sensible en el cuerpo cuando entra en contacto con tejido. Generalmente se considera un antígeno como algo extraño que produce una reacción de «lucha» en el sistema inmunológico del cuerpo. El cuerpo produce anticuerpos específicos para antígenos específicos. El anticuerpo ataca al antígeno, desencadenándose una reacción que generalmente acaba en la destrucción del antígeno. Este proceso permite la protección de nuestro cuerpo contra infecciones y enfermedades.

En la década de 1950, los científicos empezaron a explorar métodos para utilizar el sistema inmunológico en la lucha contra el cáncer. Los investigadores querían desarrollar anticuerpos específicos que atacaran y destruyeran células cancerígenas. Tuvieron que pasar veinte años de investigación para que se desarrollaran métodos de laboratorio que produjeran un único anticuerpo que reconociera un único antígeno, o anticuerpo monoclonal. Este método, denominado técnica del hibridoma, abrió la puerta a los científicos para hacer cantidades ilimitadas de anticuerpos monoclonales puros. En la década de 1980, los científicos estaban seguros de que se descubriría enseguida una «bala mágica» para curar el cáncer.

Los primeros anticuerpos monoclonales fueron producidos a partir de células de ratones. Sin embargo, se planteó un problema muy importante cuando se dieron a seres humanos, pues el cuerpo reconocía como extrañas las proteínas del ratón en los anticuerpos. Y así, se necesitaron otros veinte años para que los científicos superaran los problemas derivados de utilizar células de ratón para conseguir que los anticuerpos monoclonales resultaran seguros para su utilización en humanos. Los anticuerpos monoclonales actualmente en uso se hacen a partir de proteínas de ratón y de humanos. Aunque aún existe riesgo de reacción alérgica cuando se recibe un anticuerpo monoclonal, las reacciones graves son raras y el beneficio potencial parece sumamente prometedor.

Actualmente están en uso varios anticuerpos terapéuticos, y otros muchos más se están estudiando en análisis clínicos. Los anticuerpos terapéuticos son la categoría general que incluye anticuerpos monoclonales utilizados para tratar cáncer y otras enfermedades. Están ideados para reaccionar con células cancerígenas, de manera que desencadenen en el cuerpo una lucha más eficaz contra el cáncer, y representan una familia en crecimiento de «terapias dirigidas». La terapia anticuerpo monoclonal está dirigida a células tumorales que tienen cierto antígeno proteínico en la superficie de la célula. Cuando un anticuerpo monoclonal se combina con el antígeno protéinico en las células cancerígenas, favorece la reacción inmunológica general del cuerpo. El anticuerpo actúa como una llave que entra sólo en una cerradura (antígeno) en la superficie de la célula. Una vez que se introduce la llave en la cerradura, puede ocurrir una de estas acciones: las señales enviadas al núcleo de la célula se pueden bloquear de tal manera que ya no se producen funciones celulares normales, como el crecimiento y la reparación; la llave puede atraer a otras células del sistema inmunológico o a otras proteínas de la sangre para que destruyan la célula; o se puede emitir la señal para la muerte de la célula. Cualquiera de estas acciones puede tener como resultado detener la función de la célula o conseguir la muerte de la célula, que es la meta última de las células cancerígenas dirigidas.

> *Le dije a mi médico de Ohio que quería Zevalin®, y él se encargó de que obtuviera este tratamiento. Me trataron en junio del 2004, y hasta la fecha, julio del 2006, mis escáneres no muestran ningún nódulo linfático ampliado. Es increíble que no haya necesitado tratamiento durante tanto tiempo Me siento saludable, y los resultados de mis análisis de sangre son buenos... No necesito otra TAC hasta el próximo junio.*

> Jan Waters, participante de
> la Wellness Community de Gran Columbus

Unir fuerzas con la quimioterapia

Los anticuerpos monoclonales terapéuticos pueden interferir ellos solos en las funciones celulares, o pueden actuar en asociación con agentes vinculados a ellos para apuntar a y matar células tumorales. Entre los ejemplos de agentes vinculados al anticuerpo monoclonal figuran los agentes de radiación, la quimioterapia y otros agentes biológicos. Una vez que el anticuerpo monoclonal lleva al otro agente hasta el objetivo, el agente puede dirigir su efecto mortífero sobre la célula tumoral para destruir el cáncer.

Cuando la quimioterapia actúa junto con un anticuerpo monoclonal, lo hace de manera muy diferente a cuando actúa ella sola. La quimioterapia no es selectiva, lo que significa que afecta a todas las células que se dividen en ciertas fases. Como los fármacos matan tanto las células normales como las cancerosas, hay efectos secundarios por todo el cuerpo (sistémicos). Las células tumorales pueden desarrollar con el tiempo cierta resistencia a los fármacos quimioterápicos. La terapia anticuerpo monoclonal apunta a un antígeno específico en la superficie de la célula tumoral. Las células normales, o sanas, no suelen quedar afectadas. Por lo tanto, cuando se administra la quimioterapia sólo a la superficie de la célula tumoral, los efectos secundarios pueden ser mucho más leves que cuando se la hace circular por todo el cuerpo. Éste es un auténtico hito en el campo de los nuevos descubrimientos sobre el cáncer porque puede ayudar, cada vez más, a los médicos a encontrar la manera de identificar en nuestro cuerpo células específicas que sean receptivas a ciertos tratamientos contra el cáncer, apuntando con ello directamente a las células cancerígenas para destruirlas y para reducir el impacto de unos efectos secundarios o resistencia no deseados.

Anticuerpos monoclonales terapéuticos actualmente usados

En el momento actual, entre los anticuerpos monoclonales que se utilizan en el tratamiento del cáncer figuran: la célula anti-CD 20/B, el anti-EGFR y la antiangiogénesis. Consideremos más de cerca cada uno de ellos.

Anticuerpos monoclonales celulares anti-CD 20/B

Los científicos han descubierto que las personas con linfoma no Hodgkin (NHL) tienen en la superficie celular un antígeno específico (cerradura) denominado CD 20. En las células normales, el antígeno CD 20 ayuda al crecimiento y maduración de un tipo de linfocito llamado *linfocitos B,* que ayudan al sistema inmunológico. Los antígenos CD 20 también juegan un papel importante, en cuanto que ayudan al crecimiento de la célula tumoral. Un buen número de tratamientos recientemente desarrollados apuntan al antígeno CD 20 para detener el crecimiento del cáncer.

Se ha desarrollado un anticuerpo monoclonal celular anti-CD 20/B específico, el *Rituxan® (rituximab),* para que se asocie al antígeno CD 20 en células B normales y malignas, donde reclutan a las defensas naturales del cuerpo para atacar y matar a las células B marcadas. El antígeno CD 20 no está presente durante el desarrollo temprano de células B. Por lo tanto, con rituxan las células B pueden *regenerarse* después del tratamiento y volver a sus funciones normales. Rituxan ha sido aprobado por la estadounidense FDA (Food and Drug Administration o (Departamento de Fármacos y Alimentos) como tratamiento de agente único en pacientes con linfoma no Hodgkin que han recaído o refractarios, de bajo grado o folicular (indolente). También está aprobado como tratamiento de agente único en pacientes que han mostrado una reacción parcial o completa a una quimioterapia anterior. En combinación con la quimioterapia, el rituxan está aprobado por la estadounidense FDA como parte de un régimen de tratamiento de primera línea para pacientes con linfoma no Hodgkin celular grande, difuso no tratado o indolente no tratado. También se utiliza para otras enfermedades, como la leucemia linfocítica crónica o la macroglobulinemia de Waldenstrom.

Se administra generalmente como *infusión IV* una vez por semana en cuatro u ocho dosis. Se describen efectos secundarios como reacciones de infusión e infección. Es importante repasar con nuestro médico los posibles efectos secundarios y precauciones a tomar si estamos pensando en ésta o cualquiera de las demás opciones aquí tratadas.

Otro tipo de anticuerpo monoclonal, que se utiliza en conjunción con un *isótopo radiactivo (radioisótopo)* en un tipo de tratamiento denominado *radioinmunoterapia, es Zevalin® (ibritumomab tiuxetan),* un tratamiento de radioinmunoterapia aprobado por la FDA que también apunta al antígeno CD 20 encontrado en pacientes con linfoma no Hodgkin de célula B. El anticuerpo monoclonal tiene un radioisótopo asociado a él que reparte terapia de radiación a las células de linfoma; sin embargo, esta indicación es sólo para linfoma no Hodgkin resurgente/refractario y para pacientes refractarios al rituxan. El régimen terapéutico con Zevalin consiste en ibritumomab tiuxetano marcado con 90Y y rituximab sin marcar; en este régimen de tratamiento, Zevalin no se usa solo. Con esta terapia de acción dual, las células son destruidas tanto por radiación de alta energía como por la acción celulicida del anticuerpo monoclonal. Cuando se utilizan en el linfoma no Hodgkin, los anticuerpos monoclonales radioetiquetados apuntan a células concretas y destruyen células cancerígenas, al tiempo que minimizan el daño a las células normales. Entre los efectos secundarios figuran: riesgo de infección, cansancio debido a la *anemia* y hemorragia.

El más recientemente aprobado tratamiento de radioinmunoterapia dirigida es *Bexxar®,* que está compuesto de dos partes: un anticuerpo monoclonal llamado *tositunmomab* y un anticuerpo monoclonal con radiación asociada llamado *iodine 131 tositumomab.* Este tratamiento de dos partes se emplea en pacientes con linfoma *CD 20 positivo,* no Hodgkin, cuya enfermedad ya no responde al rituxan y que han recaído después de la quimioterapia.

La porción de tositumomab no marcada del agente sin ninguna radiación asociada se combina con las células tumorales y atrae a otras células del sistema inmunológico como los *T-linfocitos,* que atacan entonces a la célula tumoral. La porción de tositumomab marcada con I-131 (la radiación asociada) también se acopla con otras células de linfoma y reparte una dosis de radiación baja, continua, directamente a las células cancerígenas. Esta terapia es un poco más compleja de administrar, y se dan a los pacientes medicaciones directamente para limitar los efectos secundarios e impedir daños a la glándula tiroides mediante la radiación. Otros efectos secundarios son parecidos a los ya mencionados.

Anticuerpos monoclonales anti-EGFR

Otro tipo de anticuerpo monoclonal actualmente en uso es el llamado *anti-EGFRs.* Existe una familia de receptores, encontrados en la superficie de células normales y cancerígenas, llamados *receptores de factor de crecimiento epidérmico humano.* Un denominado *factor de crecimiento epidérmico* entra en combinación con estas proteínas receptoras, haciendo que las células se dividan.

En las células sanas, una cantidad de esta proteína en la superficie de la célula reacciona con los factores de crecimiento acompañantes por lo que la división celular se queda dentro de límites normales. El problema surge cuando existen niveles anormalmente altos de esta proteína receptora en la superficie de la célula, como en muchos tipos de células cancerosas, que los científicos creen que pueden ser en parte responsables del hecho de que las células cancerígenas se dividan y multipliquen de manera incontrolada. Unos análisis específicos pueden medir si la cantidad de proteína EGFR en las células cancerígenas es anormalmente elevada. Esto puede afectar al tipo de tratamiento recomendado para una persona con cáncer. Hay al menos cuatro miembros de esta «familia» genética: *HER1, HER2, HER3* y *HER4.*

Un importante miembro de esta familia, el HER2, se emplea para identificar si existe riesgo de excesivo crecimiento en ciertas células. Si la señal de crecimiento HER2 es inusualmente fuerte, o *«HER2 positivo»,* el núcleo le dice a la célula que se divida y crezca rápidamente, lo que contribuye al desarrollo de un *cáncer más agresivo*. Numerosos estudios en pacientes con cáncer han mostrado que entre el veinte y el treinta por ciento de todas las mujeres con cáncer de mama tienen demasiados receptores HER2. Esto parece ser un motivo importante por el que las células tumorales crecen y se dividen con tanta rapidez. El conocimiento del estatus HER2 de una mujer puede afectar al curso de su tratamiento para el cáncer de mama.

La *herceptina*® *(trastuzumab)* es el primer anticuerpo monoclonal creado a partir de células humanas y aprobado por la estadounidense FDA para el tratamiento de cáncer de mama metastásico positivo HER2. También ha sido aprobado recientemente para el tratamiento de pacientes con enfermedad en fase temprana. La herceptina funciona apuntando a células tumorales que tienen demasiados receptores HER2, también conocidos como *sobreexpresión HER2*. Cuando se detiene la señal celular, también se detiene la capacidad de la célula cancerígena para seguir creciendo y dividiéndose. Este proceso es único porque sólo células con sobreexpresión HER2 están en el disparadero la herceptina. La quimioterapia estándar mata células que están dividiéndose, lo que significa que se destruyen tanto células de cáncer de mama como células normales. Esto provoca muchos de los efectos secundarios asociados a la quimioterapia, como por ejemplo pérdida de cabello, náuseas y vómitos, así como riesgo de infección y hemorragia. Como la herceptina interfiere en la señalización celular sólo en las células del cáncer de mama, existen pocos efectos secundarios. Sin embargo, algunos problemas de toxicidad cardíaca pueden impedir que algunos pacientes reciban este anticuerpo.

La herceptina está aprobada para mujeres con cáncer de mama:

- para uso de *primera línea* (primer tratamiento tras el diagnóstico) en combinación con un fármaco quimioterápico llamado *Taxol*® *(paclitaxel)*;
- como agente único (empleado solo) en tratamiento de segunda y tercera línea cuando el cáncer de mama ha vuelto a aparecer.

En combinación con la doxorrubicina, la ciclofosfamida y el paclitaxel para el tratamiento después de cirugía para quitar el tumor en pacientes con cáncer de mama en fase temprana, miles de mujeres han tenido una buena reacción a este fármaco y su cáncer se ha reducido en tamaño e incluso ha desaparecido. Aún no se sabe con seguridad cuánto tiempo debería administrarse el fármaco, por lo que la investigación sigue su curso. La herceptina se ha convertido en un hito de la terapia biológica para mujeres con cáncer metastásico sobreexpresivo HER2.

Hay dos tests aprobados para determinar si una mujer muestra estatus positivo HER2 con cáncer de mama metastásico.

- La *hibridación in situ con fluorescencia* mide con tintura fluorescente el número de genes en cada célula de una muestra de tejido para comprobar el estatus HER2. Este test utiliza una sonda que marca su ADN par en el núcleo de la célula con una marca fluorescente. Si se ven más de dos señales fluorescentes para HER2, es muestra de que se ha producido aumento de recepción de HER2 en la superficie de la célula.
- La *inmunohistoquímica* también analiza una muestra de tejido utilizando anticuerpos específicos que reconocen y tiñen receptores de superficie celular. Los anticuerpos se combinan con los receptores y hacen posible detectar el número y situación de receptores HER2 presentes en la célula. Si se ve un número anormalmente grande de receptores celulares, es que se ha producido sobreexpresión.

Erbitux (cetuximab) y Vectibix (panitumumab) son dos nuevos tratamientos anticuerpo monoclonales dirigidos a un miembro diferente de la familia EGFR: el receptor HER1, también llamado EGFR. En análisis clínicos se ha descubierto que este anticuerpo monoclonal se combina con el receptor HER1 o EGFR para impedir las señales de crecimiento celular en personas con cáncer de colon. Se ha descubierto que muchas personas con cáncer de colon tienen una sobreexpresión de EGFR, donde se encuentran demasiados receptores EGFR o HER1 en la superficie de la célula. Cuando erbitux se combina con el receptor, el EGFR ya no puede hacer que las células tumorales crezcan y se dividan. Tanto el erbitux solo (por vía intravenosa) como en combinación con terapia de radiación está aprobado también por la estadounidense FDA para el tratamiento de cánceres avanzados en la cabeza y el cuello.

Existe un test, la inmunohistoquímica, para determinar si una persona con cáncer de colon metastásico muestra sobreexpresión de receptores EGFR o HER1. Este test se hace sobre una muestra histológica tumoral tomada en el momento de la cirugía o la biopsia, lo que determina si las células del cáncer de colon muestran un estatus EGFR positivo.

Los dos anticuerpos monoclonales anti-EGFR aquí enumerados, herceptina y erbitux, se pueden administrar con toda garantía. Sin embargo, pueden producirse reacciones de infusión (fiebre, escalofríos, náuseas), especialmente durante el primer tratamiento. También existen efectos secundarios, como un sarpullido parecido al acné, debilidad y diarrea. Muchos de estos efectos secundarios se pueden reducir con ayuda de otros medicamentos. (Para más información sobre los efectos secundarios, véase capítulo 9.)

Anticuerpos monoclonales antiangiogenésicos

La *angiogénesis* es un proceso biológico normal en el que los vasos sanguíneos crecen a partir de células sanas existentes. Durante el desarrollo y extensión del cáncer, este proceso actúa contra el cuerpo cuando está «activado» por tumores para alimentar su crecimiento. Otros nuevos vasos sanguíneos pueden «alimentar» con oxígeno y nutrientes a las células cancerígenas, permitiéndoles a éstas crecer, moverse por el interior de un tejido próximo y propagarse a otras partes del cuerpo.

Este importante hallazgo, realizado en la década de 1980, está permitiendo a los científicos tener una mejor comprensión de cómo células tumorales se alimentan y crecen. Asimismo, está ayudando a los científicos a determinar nuevas maneras de invertir o detener este proceso. El detener selectivamente el proceso de angiogénesis cortando o «matando de hambre» al sistema de apoyo de células tumorales se llama *antiangiogénesis.* La antiangiogénesis es una manera de impedir que nuevos vasos sanguíneos crezcan hasta convertirse en células tumorales, «dejando hambrientas» de este modo y matando finalmente a las células tumorales.

Para poder estimular la antiangiogénesis en las células tumorales, los científicos descubrieron una importante diana: el factor de crecimiento endotelial vascular (FCEV). El FCEV es una proteína o factor de crecimiento involucrado en el proceso de angiogénesis. El FCEV estimula el crecimiento y es necesario para la producción de los vasos sanguíneos que transportan nutrientes y oxígeno a las células y los órganos. Sin estos vasos, a los tumores les cuesta mucho trabajo poder crecer. El FCEV se produce de manera natural en el cuerpo, pero también pueden producirlo en cantidades anormales ciertas células tumorales, como por ejemplo células de cáncer colorrectal. Una cantidad incrementada de FCEV en el flujo sanguíneo se asocia a un resultado pobre, o *prognosis,* en el cáncer colorrectal.

He aquí una analogía: Si un coche pudiera producir su propia gasolina, se movería sin parar. En este caso, la gasolina para la célula cancerígena es el FCEV, que es formado por la célula cancerígena propiamente tal. Cuando el coche (la célula cancerígena) ya no puede utilizar gasolina (FCEV) para alimentarse a sí mismo, se estropea (muere la célula cancerígena).

La *Avastina*® *(bevacizumab),* un fármaco único en su género que ha sido aprobado recientemente por la FDA, está modelado según este proceso. El empleo de Avastina está aprobado para el *tratamiento de primera o segunda línea* de cáncer colorrectal metastásico, en combinación con la quimioterapia (5-flourouracil). En combinación con la quimioterapia con carboplatino y paclitaxel, la Avastina ha sido también recientemente aprobada para el tratamiento de cáncer de pulmón avanzado de células no pequeñas. Cuando el FCEV se reúne con el anticuerpo monoclonal, ya no puede haber combinación con el lugar receptor y los vasos sanguíneos no pueden crecer, haciendo que el tumor se «muera de hambre». Por lo tanto, ello impide a las células cancerígenas alimentarse a sí mismas, con lo que acaban muriendo las células del cáncer de colon. Cuando este enfoque dirigido se combina con el tratamiento de quimioterapia, existen menos efectos secundarios adicionales que con algunos de los tratamientos más tradicionales para el cáncer de colon metastásico. La Avastina también está siendo evaluada para cáncer de célula renal y el cáncer de mama metastásico.

La Avastina se administra por vía intravenosa cada dos o tres semanas, y hay que seguir hasta que desaparezcan los signos de enfermedad. Con este anticuerpo monoclonal se describen menos reacciones de infusión que con otros ya mencionados. Así pues, no se necesita ninguna medicación antes de la infusión, salvo la dada con la quimioterapia. Como la Avastina interfiere en la nueva producción celular de sangre, no debería administrarse a pacientes que están siendo objeto de cirugía, ya que ello podría interferir en procesos de curación normales. Puede producirse una presión sanguínea alta, pero esto podrá tratarse fácilmente con fármacos rebajadores de la presión. También puede haber riesgo de *perforación intestinal.* Los pacientes que utilicen este tratamiento deberían comunicar inmediatamente a su médico cualquier tipo de efecto secundario.

El tratamiento del cáncer colorrectal metastásico ha cambiado espectacularmente con la adición de los tres nuevos anticuerpos monoclonales, erbitux, vectibix y Avastina. Sigue en curso la investigación para determinar cuánto tiempo se pueden administrar los fármacos y si se pueden emplear en el tratamiento de cáncer colorrectal de fase temprana para impedir la extensión o reaparición de la enfermedad.

Moléculas pequeñas, efecto grande

Otro nuevo descubrimiento en el tratamiento del cáncer es el desarrollo de una clase de moléculas pequeñas, o inhibidores de la tyrosinkinasa (IKT), así como pequeños inhibidores moleculares de angiogénesis tales como el sutent (sunitinib) y el nexavar (sorafenib). Ambos fármacos están aprobados para el carcinoma celular renal; El sutent está también aprobado para una forma rara de cáncer de estómago llamada tumor estomogastrointestinal. La zona de la tyrosinkinasa (KT) de una célula se encarga de permitir que las células se dividan y multipliquen. Durante la actividad normal de las células, el receptor de una célula, encontrado en la porción exterior de la célula, recibe el factor de crecimiento. El receptor envía entonces una señal que va al interior de la célula, concretamente a la zona del KT. Aquí se producen acciones químicas, y la señal se envía por una o más vías de transmisión hasta el núcleo (centro, o cerebro) de la célula, donde se le dice a éste que se multiplique.

Los inhibidores del kinasa del tyrosina se forman de moléculas pequeñas que les permiten entrar fácilmente en la célula tumoral y anexionarse a la zona del KT, que se encuentra dentro del receptor del factor de crecimiento epidermal. Mientras están dentro de esta zona, los ITK impiden a la señal que llegue al núcleo de la célula tumoral y, por tanto, impide a la célula multiplicarse.

El *Gleevec® (imatinib mesylate)* es el primer fármaco aprobado por la estadounidense FDA que desvía directamente la señal de una proteína conocida por causar cáncer. Desde su aparición en el 2001, el Gleevec viene siendo saludado como un tratamiento del cáncer «milagro» que actúa bloqueando una enzima anormal encontrada en las células tumorales. Por desgracia, los médicos han descubierto que , con el tiempo, algunos pacientes pueden desarrollar resistencia a dicho fármaco, resultando menos eficaz. Sin embargo, el Gleevec se ha convertido en un modelo para desarrollar tratamientos precisos que detienen el cáncer antes, en sus pistas moleculares.

El Gleevec está indicado para leucemia mielógena crónica pediátrica y para una forma rara de cáncer de estómago llamada tumor estomogastrointestinal. También se está investigando su eficacia contra otros tipos de cáncer.

Otro fármaco IKT que ha completado los ensayos clínicos de fase III, y que fue aprobado por la FDA a finales del 2004, es la *tarceva (erlotinib HCI),* una molécula pequeña destinada a bloquear la vía señalizadora de

HER1 de la célula cancerígena. Está aprobado para su utilización en pacientes con cáncer de pulmón de célula no pequeña, así como para el cáncer de páncreas que ha reaparecido después de un tratamiento estándar. Además, se están estudiando en otros tumores, como los cánceres de ovario, colorrectales, de cabeza y cuello, de célula renal, de cerebro (glioma) y gastrointestinales. Este fármaco interfiere en la señal de crecimiento celular atacando la porción de KT del EGFR. Entre los efectos secundarios descritos para este IKT figuran también un sarpullido de suave a moderado y diarrea.

Inhibidores de heterodimerización

El comprender los genes del receptor de factor de crecimiento epidermal (HER1, HER2, HER3 y HER4) ha conducido también al descubrimiento de que las combinaciones de estos receptores pueden en última instancia detener el crecimiento y las supervivencia de células cancerígenas. Cada uno de estos receptores juega un papel importante en el crecimiento, la maduración y la supervivencia. La señal empieza con un factor de crecimiento que se une a dos receptores y los activa para enviar una señal al interior de la célula. Cuando se unen dos receptores diferentes, la activación se denomina *heterodimerización;* cuando se unen dos de la misma célula, se llama *homodimerización*.

Como los científicos han descubierto actualmente que algunos cánceres «sobreexpresan» más de un EGFR al mismo tiempo, la investigación se centra ahora en descubrir unos agentes que detengan la heterodimerización. Este grupo de agentes se denominan *inhibidores de heterodimerización*. No es una cuestión sencilla detener la excesiva señalización por parte de receptores celulares, ya que hay un número importante de factores de crecimiento y de maneras como los receptores pueden formar pareja. Éste es un nuevo y fascinante ámbito de investigación para el tratamiento del cáncer dirigido.

Un ejemplo de fármaco que utiliza este mecanismo es el *Omnitarg*® *(pertuzumab)*. El Omnitarg es uno de los primeros de una nueva clase de agentes terapéuticos dirigidos, conocidos como inhibidores de heterodimerización, que actualmente se está estudiando en análisis clínicos para el tratamiento del los cánceres de pulmón, de ovario y de próstata. Aunque el Omnitarg no ha sido aprobado todavía por la FDA, continúan los análisis clínicos de fase III con la esperanza de recibir amplia aprobación.

Existen muchos descubrimientos nuevos en el ámbito del cáncer que algún día pueden cambiar la manera de detectar, tratar, controlar e incluso impedir el cáncer. Entre los nuevos descubrimientos hoy en uso figuran terapias dirigidas como los anticuerpos monoclonales, los agentes anti-EGFR, la antiangiogénesis y el descubrimiento de moléculas pequeñas. Es recomendable hablar con nuestro médico sobre si cualquiera de estos nuevos descubrimientos pudiera resultar útil en nuestra situación.

Apuntar a las vías de apoptosis

Los científicos también están explorando la posibilidad de apuntar a ciertas vías o maneras como hacen las células para controlar sus acciones, que las células cancerígenas utilizan para crecer y dividirse.

> *Otro enfoque prometedor es combinar agentes dirigidos de manera que interrumpan la señales que fomentan el crecimiento del cáncer en diferentes puntos del sistema señalizador de las células. Esta investigación podría conducir a combinaciones de fármacos más eficaces y poderosos, menos tóxicos y más específicamente destinados a destruir células cancerígenas, a fin de proteger a las personas contra alguno de los efectos secundarios o recaídas descritos en los regímenes quimioterápicos corrientes.*

Una de estas vías que se está estudiando es la llamada *vía de apoptosis*. La apoptosis es un proceso normal también denominado «muerte celular programada». Es una de las maneras que tiene el cuerpo de destruir de modo natural células enfermas o dañadas. Se han identificado varias vías y proteínas que regulan la apoptosis.

También se han hecho descubrimientos que indican que las *mutaciones* en células cancerígenas pueden tornar ineficaces estas vías de apoptosis. Esto significaría que las células cancerígenas ya no recibirían una señal para morir; inversamente, se les permitiría seguir creciendo y multiplicándose. Se han descubierto proteínas como el receptor-1 TRAIL (*tumor necrosis factor related apoptosis-inducing ligand,* o inductor asociado de apoptosis relacionado con el factor de necrosis tumoral), también conocido como Apo21, causante de la apoptosis. Actualmente se están probando fármacos que serían capaces de reconocer y de remedar a estas proteínas, y, es de esperar, que aumentarían la muerte de la célula tumoral. Este método para inducir apoptosis suministra otro nuevo enfoque prometedor a la terapia del cáncer dirigida.

Vacunas contra el cáncer

Las vacunas terapéuticas contra el cáncer son otra opción de futuro tratamiento en desarrollo. Para la mayoría de nosotros, la palabra «vacuna» trae a la mente una manera de prevenir una enfermedad, como por ejemplo la gripe o la polio. Las vacunas contra el cáncer son diferentes en tres aspectos importantes:

- hay un nuevo enfoque para ayudar a tratar el cáncer, no para prevenirlo (aunque se están estudiando vacunas para prevenir los cánceres de hígado y cervical, el término «vacuna contra el cáncer» suele referirse a un tipo de tratamiento);
- se encuentran todavía en una fase muy experimental para muchos tipos de cáncer;
- lo más seguro es que se utilicen junto a tratamientos estándar más que como tratamiento aparte.

Las vacunas terapéuticas contra el cáncer sólo están disponibles a través de los ensayos clínicos, y, por ahora, sólo un pequeño número de personas puede participar en ellas. Pero esto puede cambiar. Los científicos están probando vacunas contra muchos cánceres, entre ellos de mama, colorrectal, de melanoma, de linfoma no Hodgkin, de pulmón de célula no pequeña, de ovario y de próstata. En el 2006 fue aprobada también por la FDA una vacuna contra el cáncer cervical.

Cómo funcionan las vacunas contra el cáncer

Como las células cancerígenas son «de la casa» y tienen un mecanismo que las ayuda a volverlas invisibles para el sistema inmunológico del cuerpo, pueden multiplicarse hasta formar grandes tumores sin desencadenar una reacción inmunológica eficaz. Las vacunas contra el cáncer contrarrestan estas tácticas engañando al sistema inmunológico para que reconozca el tumor e incite al sistema inmunológico a pasar al ataque.

Las vacunas contra el cáncer tienen varias ventajas, comprobadas y potenciales, sobre las terapias estándar.

- **Se toleran muy bien, y con pocos y casi desdeñables efectos secundarios.**
  Esto es porque ayudan al sistema inmunológico a distinguir si las células son tumorales o normales, de manera que sólo sean atacadas las células dañinas. La terapia estándar mata tanto a las células tumorales como a las sanas, ocasionando efectos secundarios desagradables, y a veces graves.

- **Pueden producir remisiones más largas o impedir la recaída.**
  Una vez desencadenado el sistema inmunológico para atacar a las células tumorales, éste puede quedar en alerta más tiempo para destruirlas. Con la terapia estándar, unas pocas células tumorales resistentes consiguen a menudo sobrevivir y producir la vuelta de la enfermedad.

- **Pueden ser eficaces incluso contra la enfermedad metastásica (el cáncer que se ha propagado más allá de su emplazamiento inicial hasta otras partes del cuerpo).**
  El sistema inmunológico sirve a todo el cuerpo y puede dar caza y destruir células tumorales errantes siempre que éstas se reúnan.

Aunque los resultados de los ensayos clínicos no son todavía concluyentes, a largo plazo se han descubierto en vacunas contra el cáncer algunos casos de metástasis reducida, de enfermedad estable y de remisiones.

Reclutar al sistema inmunológico

Los investigadores del cáncer vienen estudiando desde hace muchos años la manera de estimular el sistema inmunológico del cuerpo, también conocida como inmunoterapia o terapia biológica. Algunos agentes biológicos como el *interleukin-2* y el *interferon alfa* han sido aprobados por la FDA para su empleo en el tratamiento contra el cáncer, al igual que varios anticuerpos monoclonales como la herceptina (trastuzumab) y el rituxan (rituximab). Aún se sigue investigando en busca de mejores estrategias para estimular el sistema inmunológico. Por ejemplo, se están realizando ensayos clínicos con anticuerpos monoclonales para ver si estos anticuerpos se pueden armar con terapia de radiación, con toxinas o con agentes quimioterápicos para intentar mejorar su eficacia en el tratamiento del cáncer. En estos casos, los anticuerpos monoclonales pueden servir de vehículo para llevar la terapia directamente hasta la célula tumoral. Se ha descrito cierta eficacia con la radioinmunoterapia.

Otro ámbito de la investigación inmunoterápica es el empleo de *citoquinas,* las cuales están consideradas «mensajeros del sistema inmunológico». Actualmente se está investigando una citoquina denominado *factor estimulante de colonias granulocito-monocito.* Este factor es un fármaco actualmente aprobado por la estadounidense FDA utilizado para aumentar el número de leucocitos durante un transplante de células madre o médula ósea. Pero se está estudiando en el tratamiento del melanoma para ver si puede estimular un tipo de célula inmune denominada célula presentadora de antígeno, que potencia la capacidad del cuerpo para desencadenar una reacción inmunológica.

Una tercera estrategia de investigación inmunoterápica es la *inmunoterapia adoptiva.* Es una manera de instruir genéticamente a una célula inmune humana para buscar y matar células cancerígenas. Las llamadas células T se toman de un paciente y se modifican de manera que, cuando son devueltas a dicho paciente, reconozcan, apunten a y maten las células tumorales del paciente.

Un ámbito interesante de la nueva investigación es estudiar cómo células tumorales desafían al sistema inmunológico del cuerpo con el paso del tiempo. Los científicos han descubierto que las células tumorales pueden «reclutar» células sanas que les ayuden a protegerse contra el sistema inmunológico. Han descubierto asimismo que los fetos segregan en el útero una enzima denominada IDO que discapacita al sistema inmunológico de la madre de tal manera que no ve al bebé en desarrollo como una sustancia extraña y no trata de liberar al cuerpo de dicha sustancia. Los científicos, que están inyectando actualmente esta enzima en ratones, han descubierto que estimula al sistema inmunológico, lo que podría ser muy útil para encontrar mejores tratamientos contra el cáncer. Dentro de unos años, este «concepto» puede estar listo para su tratamiento en los humanos. Existen fundadas esperanzas de que pueda ser un paso más en la tarea de desentrañar los misterios del sistema inmunológico.

Mandé hacer análisis genéticos y descubrí que no tengo el gen BRCA 2. Decidí que me hicieran una ooferectomía para prevenir el cáncer de ovario También decidí que me hicieran una segunda mastectomía con un procedimiento de reconstrucción tram-flap para impedir un cáncer de mama adicional. En el diagnóstico, me dijeron e que tenía un quince por ciento de probabilidades de sobrevivir tres años. Ahora estoy en el sexto año y no he tenido ningún signo de enfermedad activa.

Gail Crawford, participante de
la Wellness Community de Valley/Ventura

Apuntar a los genes

El empleo corriente del término *terapia genética* está relacionado con la aplicación de los genes para regular la función celular o corregir la disfunción celular. Otro enfoque es emplear las proteínas expresadas por ciertos genes como agentes terapéuticos para matar selectivamente las células cancerígenas, sin dañar las células sanas. La terapia genética implica, de esta manera, la manipulación o introducción en una célula de material genético. Es un ámbito de especial interés en la investigación de los tratamientos contra el cáncer que se está estudiando desde de varios enfoques.

Por ejemplo, genes que faltan o que están alterados, como el gen *p53,* que está considerado un *supresor de tumores,* se pueden introducir en una célula cancerígena para impedir el crecimiento de dicha célula. También se puede utilizar la terapia genética para tratar de estimular el sistema inmunológico del cuerpo o tornar las células cancerígenas más sensibles a la quimioterapia o a la terapia de radiación, de manera parecida a como actúa la inmunoterapia. Una tercera manera de utilizar la terapia genética para el tratamiento contra el cáncer es con el enfoque del «gen suicida», donde se pueden inyectar genes en células cancerígenas y darse posteriormente un fármaco que active la muerte en las células cancerígenas que contienen los genes inyectados. Los «genes suicidas» causan entonces la muerte de la célula cancerígena.

Una característica común de terapia genética en el tratamiento del cáncer es que los genes se deben trasladar a las células mediante un «vehículo», o transportador, denominado *vector.* Los vectores suelen ser virus que se pueden utilizar sin riesgo para repartir el gen por la célula cancerígena. Actualmente se están llevando a cabo más investigaciones con terapia genética para descubrir la manera más segura y eficaz de desencadenar este tipo de avance terapéutico.

Las nuevas tecnologías se están utilizando ya en numerosos ensayos clínicos para determinar su papel en el tratamiento futuro del cáncer. Entre éstas figura la *genómica,* que permite a los investigadores examinar e identificar el ADN de una célula, y la *farmacogenómica,* o estudio de todas las diferencias heredadas sobre la manera como reaccionan nuestros cuerpos a los diferentes fármacos. Entre los beneficios anticipados de la famacogenómica figuran: medicamentos más poderosos, dosis más precisas, mejores vacunas y fármacos mejores y más seguros al principio.

El Proyecto genoma humano

En 1990, el Departamento de Energía y los Institutos Nacionales de la Salud de Estados Unidos iniciaron el *Proyecto genoma humano* para identificar factores de riesgo genéticos y medioambientales para todas las enfermedades corrientes. Aunque este proyecto se programó con una duración de quince años, unos recursos muy eficaces y los grandes avances tecnológicos aceleraron su terminación en el año 2003. Los objetivos principales eran:

- identificar todos los genes 50.000-70.000 en el ADN humano;
- determinar la secuencia de los tres mil millones de pares de base química que constituye el ADN;
- almacenar esta información en bases de datos para futuros ensayos científicos.

Esta investigación permitirá al final a los médicos y a los científicos descubrir una mejor manera de prescribir tratamientos para cada paciente concreto, basados en su personal constitución genética. Actualmente, las terapias contra el cáncer dirigidas actúan sólo para un porcentaje de la población bastante limitado. Esta investigación, junto con mejores diagnósticos y los ensayos genéticos en curso, ayudarán a mejorar las probabilidades de tratar con precisión a un mayor número de personas. Aún existen varias barreras para la utilización de los ensayos y para exploraciones de índole genética para mejorar el tratamiento del cáncer dirigido, entre ellas la protección de la intimidad y la prevención de la discriminación, amén del aspecto económico, pues aún resulta muy caro utilizar este tipo de sistema de tratamiento personalizado.

Vincular la reacción al fármaco con las mutaciones genéticas

Algunas investigaciones actuales están mostrando mutaciones genéticas en ciertos pacientes, que pueden hacer que éstos respondan mejor a ciertas terapias dirigidas. Esto puede explicar por qué con ciertas terapias un subconjunto concreto de pacientes tienen una reacción buenísima mientras que otros pueden no reaccionar en absoluto. Es una manera de empezar a poder «cortar» un fármaco o régimen contra el cáncer «a la medida»de una persona concreta. Es algo parecido a la manera como el gleevec (imatinib mesylate) parece funcionar con ciertas leucemias y tumores estomagastrointestinales que han identificado específicamente mutaciones genéticas. Conforme prosiga la investigación, los ensayos genéticos podrían utilizarse de manera rutinaria para saber si una persona tiene probabilidades de responder o no a cierto fármaco.

Cómo se desarrollan los cánceres resistentes a los fármacos

Cada nuevo descubrimiento en el campo del cáncer puede abrir nuevas puertas de comprensión para el futuro. Desde hace tiempo se sabe que algunos cánceres pueden desarrollar resistencia a la terapia, con lo que tornan ineficaz la quimioterapia o, en algunos casos, terapias más recientes como el gleevec. Cuando los científicos descubrieron que algunas personas con leucemia mielógena crónica desarrollaban resistencia al gleevec, comprendieron mejor cómo se desarrollan las mutaciones del cáncer resistente a fármacos. Un nuevo compuesto, el BMS-354825, ha producido algunos resultados prometedores en la lucha contra le leucemia mieloide crónica *después de* que el gleevec deje de funcionar. Seguimos esperando que se puedan desarrollar nuevos compuestos como éste a fin de orillar las mutaciones resistentes a fármacos que hacen que dejen de funcionar otros fármacos.

La proteómica

El estudio de las proteínas encontradas en células, tejidos u organismos se denomina *proteómica,* un ámbito actualmente en desarrollo entre los investigadores del cáncer. La proteómica desempeña un papel parecido a la genómica, pero examinando las proteínas de las células cancerosas en vez del ADN. Las proteínas, que podrían servir de biomarcadores capaces de identificar células cancerígenas, podrían también ser útiles para detectar ciertos tipos de cáncer. Asimismo, podrían ayudar a vaticinar cómo va a reaccionar un cáncer a ciertas terapias, y si un cáncer determinado tiene probabilidades de recidivar.

En este sentido, los investigadores han hablado de la posibilidad de identificar patrones proteínicos en la sangre de pacientes con cáncer de ovario que puedan conducir finalmente a detectar cánceres de ovario en sus primeras fases. Una investigación parecida se está realizando con el cáncer de próstata, de mama, de pulmón y de vejiga. Según otro estudio reciente del estadounidense Instituto Nacional contra el Cáncer, se puede emplear la proteómica para identificar a pacientes con *poliposis adenomatosa familiar,* que los predispone al cáncer de colon. Este proceso de identificación podría decir a los médicos si el paciente es un buen candidato para la quimioprevención con el fármaco *celocoxib.* Los científicos esperan determinar si la proteómica puede conducir finalmente a una prevención del cáncer «cortada a la medida» de pacientes concretos.

La investigación de muestras de tejidos

Cada vez hay más personas con cáncer a las que se les pregunta si permitirían que sus muestras de sangre y/o de tejido tumoral sean almacenadas y estudiadas. Muchas personas están deseando donar sangre o tejido cuando comprenden lo importantes que estas muestras pueden ser para el futuro de la prevención, detección temprana y tratamiento del cáncer.

Estudiando la sangre y el tejido tumoral a nivel molecular de la célula, los científicos han podido identificar pistas sobre cómo un tejido tumoral crece, se multiplica y propaga. Los científicos pueden estudiar la sangre y los tejidos para echar un vistazo a las funciones y señales celulares, a los factores genéticos y a las proteínas. Esto está permitiendo que se desarrollen fármacos que apuntan a estas funciones celulares, así como a las señales, los genes y las proteínas de manera muy concreta. La investigación con muestras de tejidos es un campo de estudio algo controvertido cuando se relaciona con el estudio de las *células madre* humanas, a causa de cuestiones éticas relacionadas con los medios de obtener algunas de las células de muestras histológicas para fines de investigación. Los científicos, bioéticos y políticos están debatiendo actualmente estas cuestiones con la esperanza de descubrir un terreno común que beneficie a las personas con cáncer o con otras enfermedades graves.

Nuestro papel en el futuro de la investigación del cáncer

Las personas con cáncer pueden jugar un papel valiosísimo en la configuración del futuro de la atención oncológica. Aprendiendo cosas sobre los últimos avances en el tratamiento y planteándonos el participar en ensayos clínicos con nuevas terapias, podremos contribuir a mejorar el tratamiento del cáncer. Incluso participando en estudios que implican la donación de sangre o de muestras de tejido, que a menudo pueden hacerse con muy poca incomodidad para el paciente, podemos hacer una importante contribución a la comprensión de la prevención, temprana detección y tratamiento del cáncer.

Estar bien informados

Los desarrollos clínicos y los nuevos descubrimientos sobre el cáncer son bastante frecuentes. Para obtener noticias e información sobre diagnóstico, tratamiento e investigación del cáncer, aconsejamos añadir a la lista de favoritos www.thewellnesscommunity.org y visitar el sitio con regularidad.

Plan de acción del paciente

- Se están desarrollando sin cesar nuevas terapias y tratamientos.
- Convertirnos en «investigadores del cáncer» nosotros mismos; es decir, estar informados sobre los nuevos desarrollos en el tratamiento del cáncer.
- No dejarnos apabullar por la cantidad de nuevas fronteras que se están abriendo.
- Plantearnos donar a la ciencia muestras de tejido a fin de contribuir a la mejora del tratamiento del cáncer.

Capítulo 7

Medicina complementaria y alternativa, otro enfoque del tratamiento

Los grupos de apoyo son estupendos; a mí, y para mi asombro, estos programas de meditación y de cuerpo mente me han cambiado la vida. Siento como si estuviera en un sendero, sin saber bien a dónde voy; pero me siento a gusto así. Me siento menos preocupado por una meta y más interesado por aprender. Además, quiero pasar de víctima a vencedor. Las cosas me saldrán bien... Tal vez el cáncer era necesario para que reflexionara sobre mi vida con la ayuda de estos programas.

JOHN STONE, participante de la Wellness
Community de East Tennessee

Motivadas por el deseo de mejorar la calidad de vida, conseguir alivio para los síntomas y efectos secundarios, y sentir que controlan mejor, muchas personas con cáncer están explorando terapias complementarias y alternativas además de los planes de cura al uso. El Centro Nacional para la Medicina Complementaria y Alternativa estadounidense, que forma parte de los Organismos Nacionales de la Salud, define las Medicinas Complementarias y Alternativas (también conocidas como las MCA) como un «grupo de diversos sistemas, prácticas, productos médicos y atención sanitaria que no se consideran actualmente parte de la medicina convencional». Entre algunos ejemplos de terapias MCA figuran la meditación, las técnicas de relajación, la música y terapia artística, la acupuntura, la biorretroalimentación y la visualización. Las MCA se refieren a más cosas que a prácticas o tratamientos específicos. En esencia, es un amplio movimiento social que sigue atrayendo a numerosas personas cada año. Según una reciente encuesta gubernamental, el treinta y seis por ciento de los adultos estadounidenses usan alguna forma de MCA. Según un estudio realizado en 1998 por Eisenberg y otros, se estimaba que en 1997 se hicieron 629 millones de visitas a suministradores de servicios de MCA, con un coste para los pacientes de entre doce y veinte mil millones de dólares.

Elecciones que realizar

En nuestra calidad de personas con cáncer o de cuidadores de alguna persona con cáncer, tendremos que tomar muchas decisiones sobre nuestro tratamiento y estilo de vida para incrementar la eficacia de los tratamientos a los que estamos sometidos.

Algunas de estas elecciones pueden ser simples cambios dietéticos y actividades de concentración tales como la oración o el yoga, mientras que otras pueden incluir suplementos vitamínicos o minerales. Sin embargo, cualquier elección que nos planteemos deberíamos hablarla antes con nuestro médico para asegurarnos de que no obstaculice ningún otro tratamiento.

Además de las elecciones que podamos descubrir en nuestra propia investigación, puede que algunos amigos y parientes bienintencionados quieran compartir informaciones encontradas sobre un tratamiento alternativo o complementario especial para nuestro tipo concreto de cáncer. Este capítulo nos ayudará a navegar por los varios tratamientos disponibles de manera que, junto con nuestro médico, podamos tomar decisiones informadas sobre lo que más nos conviene.

Medicinas alternativas y medicinas complementarias y alternativas (MCA)

Las medicinas alternativas difieren de las medicinas complementarias y alternativas (MCA) en cuanto que se utilizan independientemente de las terapias convencionales. Si alguien opta por utilizar complementos herbarios para tratar el cáncer en vez de la quimioterapia o la radiación, ese alguien estaría utilizando un tratamiento alternativo. Aunque pueda parecer que los tratamientos alternativos ofrecen esperanza cuando fallan los tratamientos convencionales, a menudo no están verificados y a veces pueden ser incluso peligrosos. Cuando un tratamiento alternativo retrasa el uso de un tratamiento convencional, suele disminuir radicalmente la probabilidad de remisión y de curación.

Se han estudiado científicamente algunas terapias de las MCA para ver si son eficaces; pero otras, no, por lo que aún se desconoce si son seguras o eficaces, o incluso cómo funcionan. Por el momento, ningún estudio científico ha demostrado que la terapia complementaria o alternativa pueda curar la enfermedad, pero las MCA sí pueden hacer lo siguiente:

- aliviar los síntomas y efectos secundarios del cáncer y de su tratamiento;
- controlar el dolor y mejorar el confort;
- aliviar el estrés y la ansiedad;
- potenciar el bienestar físico, emocional y espiritual;
- mejorar la calidad de vida.

Como tratamientos complementarios de los convencionales, las MCA pueden ser una herramienta muy útil. Si elegimos seguir con las MCA, asegurémonos de aprender todo lo posible sobre nuestra elección, y, como siempre, de incluir a nuestro médico y demás cuidadores en nuestro proceso de toma de decisiones.

PAUTAS DE ELECCIÓN DE LAS MCA
Hablar con nuestro médico sobre nuestras MCA.
Seleccionar cuidadosamente al profesional de las MCA para asegurar la calidad y profesionalidad.
Saber que los productos llamados «naturales» no son necesariamente seguros.
Utilizar información sólo de recursos contrastados.
Sentirnos libres para decir a los amigos y familiares que nos ofrecen consejos que nuestro médico, nuestros cuidadores y nosotros mismos hemos pensado un «plan de juego» con el cual nos sentimos cómodos, pero que agradecemos su preocupación por nosotros.

Hay cinco categorías principales de MCA: sistemas médicos alternativos, intervenciones cuerpo mente, terapias con base biológica, sistemas manipulativos y con base corporal, y terapias energéticas. Exploremos cada una de ellas con mayor detalle.

Sistemas médicos alternativos: alcanzar la armonía cuerpo mente

Entre los sistemas médicos alternativos figuran el ayurveda, la homeopatía, la naturopatía y la medicina china tradicional. Todos éstos son sistemas completos de teoría y práctica, y algunos se han utilizado durante muchos siglos. Un tema o meta esencial en estos sistemas es alcanzar la armonía entre la mente y el cuerpo. Sin embargo, los presupuestos básicos y la comprensión de cómo se despliega la enfermedad en estos sistemas no concuerdan con la comprensión científica occidental actual, lo que convierte en un auténtico reto el emplear estos sistemas en conjunción con la medicina convencional. Sin embargo, aún podemos encontrar en cada sistema elementos útiles para nosotros, como por ejemplo la concentración mental, la oración, el ejercicio y la relajación.

La medicina ayurvédica

La medicina ayurvédica lleva cinco mil años practicándose de manera generalizada en el subcontinente indio. El cuerpo de las personas se clasifica según tres tipos distintos, lo que determina los remedios herbarios y regímenes dietéticos que utilizar. Una conciencia equilibrada es clave en el ayurveda para prevenir y tratar la enfermedad. El yoga y la meditación son técnicas que se utilizan para mantener y fomentar dicho equilibrio.

La medicina homeopática

La medicina homeopática, originada en Alemania en el siglo XVIII, se basaba en el principio «de igual manera que como cura». Para tratar los síntomas se utilizan una cantidades pequeñas, sumamente diluidas, de sustancias medicinales derivadas de plantas, minerales y animales. En dosis más elevadas, estas sustancias causarían de hecho los síntomas en cuestión. Por ejemplo, un sarpullido por hiedra venenosa es tratado aplicando una solución de aceite de hiedra venenosa sumamente diluido.

Los ensayos clínicos y las investigaciones sistémicas no han revelado que la homeopatía sea un tratamiento de probada eficacia para cualquier estado médico. Ciertas investigaciones indican que la homeopatía funciona debido al efecto placebo. Si el paciente cree que la cosa funcionará, puede que le ayude. Pero basarse en este tipo de tratamiento per se para cualquier cáncer podría tener consecuencias negativas.

La medicina naturopática

La medicina naturopática incluye muchos enfoques sobre la curación, entre ellos: modificaciones dietéticas, masaje, ejercicio, reducción del estrés, acupuntura y medicina convencional. Los profesionales de la misma creen que, si existe un entorno interno saludable, el cuerpo se cura por sí mismo.

La eficacia de los distintos métodos varía, y son muchos los remedios naturopáticos que se utilizan en otros tipos de MCA. No existen pruebas científicas de que la medicina naturopática cure el cáncer o cualquier otra enfermedad. La mayor parte de los métodos que engloba esta práctica no nos dañarán, pero algunos preparados herbarios pueden resultar tóxicos; por ejemplo, el ayuno, la dieta restrictiva y el uso de enemas podrían resultar peligrosos si se utilizan en exceso. El tener la medicina naturopática como único tratamiento contra el cáncer podría también entrañar consecuencias negativas. Sin embargo, el masaje, el ejercicio y la reducción del estrés son excelentes para la salud en general, y cuando se utilizan en conjunción con el tratamiento planificado por nosotros y nuestro médico, pueden resultar sumamente beneficiosos.

La medicina tradicional china

La medicina tradicional china (MTC) considera el cuerpo un ecosistema que necesita estar en equilibrio: en el interior del sistema, las fuerzas opuestas pueden causar desequilibrio, perturbar el flujo de energía (o Chi) y producir enfermedades.

La meta de la MCT es mantener y favorecer equilibrio dentro del sistema para restaurar el flujo de energía positivo. Remedios herbarios, acupuntura, masaje y ejercicio físico meditativo; todo ello se utiliza como tratamiento. Si bien los efectos contra el cáncer de la MCT pueden ser limitados, se ha demostrado que muchas prácticas, como por ejemplo la acupuntura, reducen los efectos secundarios del tratamiento del cáncer, como por ejemplo las náuseas y el estrés. También se ha demostrado que la acupuntura resulta eficaz cuando se combina con fármacos destinados a controlar el dolor postoperatorio en algunos pacientes.

Se necesitan más investigaciones para valorar debidamente la eficacia de los remedios con hierbas y de otras prácticas de la MCT.

Intervenciones cuerpo mente

Las intervenciones cuerpo mente son la segunda categoría de los cinco tipos principales de MCA. Se utilizan técnicas diferentes para influir en la capacidad de la mente y así afectar a la función y los sistemas corporales. Entre las intervenciones cuerpo mente con las que puede que estemos familiarizados figuran la oración, la meditación, imágenes y arte guiados, la música y la terapia a través de la danza.

La oración es utilizada, con fines de salud, por el cuarenta y tres por ciento de los que utilizan las MCA. El impacto de la oración, la espiritualidad y la religión en el bienestar de los pacientes de cáncer y sus seres queridos es un ámbito de estudio e interés cada vez mayores.

La meditación relaja el cuerpo y calma la mente, a menudo creando sensación de bienestar. Entre los diferentes tipos de meditación figuran el zen, el vipassana y la meditación trascendental. La meditación puede ser autodirigida o guiada. Conviene estar en un lugar tranquilo y centrarnos en un objeto de meditación, como podría ser la respiración, un mantra o la sensación física de caminar despacio.

Los profesionales de las imágenes guiadas ayudan a los pacientes a ejercitar la mente para producir un efecto fisiológico o psicológico utilizando imágenes y símbolos.

Aunque no hay pruebas científicas que demuestren que la meditación sirve para tratar el cáncer o cualquier otra enfermedad, se ha demostrado que, cuando se utiliza de manera regular, posee ciertos efectos fisiológicos y psicológicos benéficos. En varios ensayos clínicos se ha descubierto que la meditación es útil para reducir la ansiedad, el estrés, la presión sanguínea, el dolor crónico y el insomnio.

Terapias biológicas

Las terapias con base biológica utilizan sustancias que se encuentran en la naturaleza, entre ellas hierbas, ciertos alimentos o dietas y vitaminas. Entre los ejemplos cabe citar los complementos dietéticos, productos herbarios y otras terapias «naturales» pero no comprobadas. ¡Recordemos que un producto «natural» NO necesariamente significa un producto «seguro»! Por favor, no olvidemos que los productos herbarios y las vitaminas pueden impedir que otras medicinas, como por ejemplo la quimioterapia, hagan lo que se supone que tienen que hacer. Así, por ejemplo, una investigación sobre la hierba de san Juan, tomada a veces contra la depresión, ha demostrado que ésta puede hacer que ciertos fármacos contra el cáncer NO funcionen bien.

Entre los diferentes complementos dietéticos pueden figurar vitaminas, minerales, hierbas u otros productos botánicos, así como aminoácidos y sustancias tales como enzimas, tejidos orgánicos y metabolitos. Los complementos dietéticos se dan de muchas formas, entre ellas extractos, concentrados, comprimidos, cápsulas, cápsula de gel, líquidos y polvos. Como se consideran alimentos, y no fármacos, no existen regulaciones que controlen su seguridad, contenido, calidad o que ofrezcan recomendaciones sobre la dosificación.

La Food and Drug Administration (FDA) (Departamento de fármacos y alimentos) no exige a los fabricantes poner por escrito los efectos secundarios en las etiquetas de dichos productos o retirarlos del mercado (a no ser que se demuestre que son inseguro).

Los complementos dietéticos contienen distintas sustancias activas, por lo que su eficacia debe valorarse individualmente. La American Cancer Society (www.cancer.org, disponible en español) facilita de un amplio listado de complementos dietéticos en su sitio web y ofrece una idea bastante completa a través de los consejos dados por defensores y detractores.

Los productos herbarios se utilizan en tipos muy distintos de medicina natural. En Estados Unidos, por medicina herbaria se entiende por lo general un sistema de medicina que utiliza plantas europeas o norteamericanas. Por su parte, la medicina ayurvédica utiliza plantas de la India, y la medicina china tradicional utiliza plantas de la China. Los herbolarios modernos utilizan a menudo plantas de regiones del mundo muy diferentes. Como las hierbas y las raíces contienen distintas sustancias activas, su eficacia debe evaluarse de manera individualizada.

Sistemas manipulativos y con base corporal

Los sistemas manipulativos y con base corporal son prácticas basadas en la manipulación física y/o el movimiento de una o más partes del cuerpo. Entre los ejemplos, destacan la quiropráctica, la manipulación osteopática y el masaje. Podría haber un gran riesgo asociado a estos tipos de terapias si un paciente tuviera metástasis ósea. Como ocurre con cualquier tratamiento de las MCA, conviene consultar a nuestro médico antes de utilizar estas terapias.

Las prácticas quiroprácticas se centran en la relación entre la estructura corporal –principalmente la de la espina dorsal– y la función, y en cómo esta relación afecta a la salud. Los quiroprofesionales utilizan la manipulación física como instrumento de tratamiento integral. Aunque no existen pruebas científicas de que el tratamiento quiropráctico cure el cáncer o cualquier otra enfermedad, sin embargo se ha demostrado que ayuda a tratar el dolor lumbar y otros dolores debidos a problemas musculares u óseos, pudiendo asimismo favorecer la relajación y la reducción del estrés. Pero puede haber complicaciones en un número reducido de casos.

La práctica osteopática es una forma de medicina convencional que hace hincapié en las enfermedades que surgen en el sistema musculoesquelético. Se basa en la creencia de que los sistemas del cuerpo funcionan juntos, y que los trastornos en un sistema concreto pueden afectar al funcionamiento de otro. Algunos médicos osteopáticos practican un sistema de manipulación del cuerpo entero para aliviar el dolor, restaurar la función y favorecer la salud y el bienestar. Existen pocas pruebas científicas de que la osteopatía sea eficaz para el tratamiento del cáncer, o de cualquier otra enfermedad, salvo problemas musculoesqueléticos. Según ciertos informes, algunas personas con cáncer de huesos no deberían usar la osteopatía.

El masaje lo tenemos cuando los terapeutas manipulan y friccionan el músculo y el tejido conectivo para potenciar la función de estos tejidos y favorecer la relajación y el bienestar. Puede utilizarse para aliviar el dolor de las articulaciones, reducir la rigidez, rehabilitar músculos heridos y reducir el dolor. Algunos estudios recientes sugieren que el masaje puede rebajar los niveles de estrés, ansiedad, depresión y dolor. También puede tener efectos sobre el cansancio, la presión arterial y la calidad del sueño. El masaje realizado por un profesional experimentado y diplomado se considera una práctica segura. En el pasado, existía cierta preocupación ante la posibilidad de que la manipulación de los tejidos de las personas con cáncer pudiera producir la migración de las células cancerígenas. Sin embargo, no se ha encontrado ninguna prueba en el sentido de que esto vaya a darse.

Terapias energéticas

Las terapias energéticas se basan en la teoría según la cual existen campos energéticos alrededor del cuerpo humano. Se cree que, cambiando los campos energéticos mediante la manipulación manual, como por ejemplo mediante el QiGong o el toque sanador, se puede eliminar la enfermedad. En general, se piensa que las terapias de energía son terapias alternativas cuestionables en cuanto a tratar la enfermedad, si bien muchas personas con cáncer dicen encontrarlas útiles para reducir el estrés.

> **Hay dos tipos de terapias energéticas:**
> - las terapias de biocampo pretenden influir en campos energéticos que teóricamente rodean y penetran el cuerpo. Entre los ejemplos figuran el QiGong, el reiki y el toque terapéutico;
> - las terapias con base electromagnética entrañan la utilización de campos electromagnéticos. Entre los ejemplos, figuran los campos pulsátiles, los campos magnéticos o los campos de corriente alterna/ directa.

El QiGong es un componente de la medicina china tradicional que combina el movimiento, la meditación y la regulación de la respiración para potenciar el flujo de Qi (término antiguo que se refiere a la «energía vital» en el cuerpo), mejorar la circulación de la sangre y potenciar la función inmunológica.

No existen pruebas científicas que demuestren que el QiGong es eficaz para el tratamiento del cáncer ni de cualquier otra enfermedad; sin embargo, puede ser útil para potenciar la calidad de vida. Según la limitada bibliografía científica, el QiGong puede reducir el dolor crónico durante un breve período de tiempo y aliviar la ansiedad.

El reiki es una palabra japonesa que representa la energía vital universal. El reiki se basa en la creencia de que, cuando la energía espiritual se ve potenciada por un profesional del reiki, el espíritu del paciente queda curado, lo que a su vez hace que se cure el cuerpo físico. Ningún estudio científico demuestra que el reiki sea eficaz para tratar el cáncer o cualquier otra enfermedad. Sin embargo, también puede ser útil como terapia complementaria para ayudar a reducir el estrés y mejorar la calidad de vida.

Al igual que el reiki, la curación o toque terapéutico proceden de una antigua técnica llamada «imposición de manos», basada en la premisa de que la fuerza curadora del terapeuta afecta a la recuperación del paciente. Se estimula la curación cuando las energías del cuerpo están en equilibrio; al pasar sus manos sobre el paciente, los sanadores pueden identificar los desequilibrios energéticos. No existen pruebas en el sentido de que el toque terapéutico (TT) equilibre o transfiera energía, si bien es cierto que existen muy pocos estudios de TT bien perfilados. Si bien un estudio publicado en la *Journal of the American Medical Association* (1998) demostró que un grupo de experimentados profesionales del TT fue incapaz de detectar los campos energéticos del investigador, el TT se enseña en muchas escuelas de enfermería y sigue practicándose extensamente. Algunos pacientes han descubierto que puede ayudar a reducir la ansiedad y incrementar la sensación de bienestar. Pero muchos investigadores creen que estos resultados se deben al efecto placebo y que no existe ningún organismo educativo que certifique o asegure el nivel de experiencia del que lo suministra.

> *Actualmente estoy asistiendo a clases de yoga con Pat Collins; sus clases son muy simpáticas y relajantes, y me están enseñando a estirarme debidamente para recuperar mi salud. También estoy asistiendo a una clase de Tai Chi, que espero me ayude a recuperar el equilibrio y fomente la neuropatía periférica en mis manos y pies.*

> MASAKO HOLLOWELL, participante de
> la Wellness Community de Foothills

Los campos electromagnéticos son «líneas de fuerza invisibles» que rodean a todos los aparatos eléctricos. Quienes los suministran sostienen que la enfermedad se produce cuando las frecuencias electromagnéticas o campos energéticos dentro del cuerpo están «desequilibrados». Creen asimismo que el desequilibrio electromagnético perturba la química del cuerpo. Al aplicar energía eléctrica desde fuera del cuerpo, generalmente con dispositivos electrónicos, los que los suministran dicen que pueden corregir estos desequilibrios. Sin embargo, no existen pruebas científicas de que la terapia electromagnética sea eficaz para el diagnóstico o tratamiento del cáncer o de cualquier otra enfermedad. No se ha demostrado científicamente la eficacia de numerosos dispositivos electrónicos alternativos pergeñados para curar la enfermedad.

Ejercicios orientales

El yoga es una forma de ejercicio, generalmente anaeróbica, que entraña toda una secuencia de posturas y actividades respiratorias. Puede aliviar algunos síntomas asociados con el cáncer y otras enfermedades crónicas. Este sistema de desarrollo personal de la tradición hindú combina pautas dietéticas, ejercicio físico y meditación para crear «prana» o energía vital. La investigación ha descubierto que el yoga es beneficioso para controlar funciones corporales como la tensión arterial, el ritmo cardiaco, la respiración y el metabolismo. Puede conducir a una mejor forma física y reducir los niveles de estrés.

El Tai Chi es una antigua forma de arte marcial chino. Es un sistema cuerpo mente que utiliza el movimiento, la meditación y la respiración para mejorar la salud y el bienestar. La investigación ha demostrado que el Tai Chi es útil para mejorar la postura, el equilibrio, la masa y tono musculares, la flexibilidad, la resistencia y la fuerza en las personas adultas de cierta edad. El Tai Chi también es un método eficaz para reducir el estrés.

La controversia sobre las dietas alternativas

No se ha comprobado científicamente que la dieta y las «curas» del cáncer vitamínicas sean eficaces como tratamientos para el mismo. Sin embargo, la nutrición durante y después del tratamiento del cáncer es frecuentemente un tema que preocupa o interesa mucho a la gente con cáncer, así como a sus seres queridos. Es difícil hacer luz sobre toda la información disponible relacionada con las dietas contra el cáncer, si bien hay varios enfoques populares que merecen un examen más detenido. Por favor, recordemos que ninguno de estos enfoques tiene respaldo científico en cuanto a su eficacia para prevenir o eliminar el cáncer. Sin embargo, a veces un dietista diplomado puede ser útil para mejorar nuestras prácticas nutricionales durante el tratamiento del cáncer, y después.

La dieta macrobiótica es una dieta vegetariana que consta básicamente de granos y cereales integrales (entre el cincuenta y el sesenta por ciento), verduras cocidas y frutos orgánicos (entre el veinte y el veinticinco por ciento), así como sopas a base de verduras, algas marinas, granos, judías y miso (entre cinco y el diez por ciento). Sus defensores creen que semejante dieta puede prevenir y curar enfermedades, incluido el cáncer, y potenciar la sensación de bienestar, aunque no ha habido ninguna prueba clínica que demuestre que la dieta macrobiótica pueda prevenir o curar de hecho el cáncer. Algunas formas antiguas de dieta, que restringían la comida a arroz moreno y agua, corrían parejas con graves deficiencias nutricionales.

El ayuno entraña no ingerir ninguna comida ni bebida (sólo agua o zumo de fruta) durante un período de entre dos y cinco días, o algo más. Sus practicantes creen que limpia el cuerpo de toxinas; pero esta creencia no está avalada por la investigación científica. El cuerpo no puede distinguir entre ayuno y hambre, y los estudios sobre el cáncer sugieren que el ayuno puede favorecer de hecho la aparición de tumores.

La terapia de Gerson implica el uso de enemas de café y una dieta especial de complementos para limpiar el cuerpo y estimular el metabolismo. Se basa en la teoría de que la enfermedad es causada por la acumulación de sustancias tóxicas. Ningún estudio científico bien elaborado avala las creencias que se encuentran detrás de la terapia de Gerson.

Estaba tan feliz que podía hacer todo esto sin tener que preocuparme de lo que me costaría. Aprendí muchas cosas sobre visualización y conseguí una herramienta poderosa para ayudarme a mí misma a combatir el cáncer. Aprendí dónde estaba situado mi tumor y el aspecto que tenía el cáncer, de manera que veía «bombas» explotando todo el día para ayudarme a destruir el tumor. Me sentía potenciada haciendo esto, ayudada por la radiación y la quimio. Hasta la presente, no dejo de accionar «bombas» para asegurarme de que mantengo muerto el tumor.

JANET CAMPBELL, participante de
la Wellness Community de South Bay Cities

Si utilizamos medicinas complementarias y alternativas (MCA), deberíamos saber que...

- **Algunas terapias MCA son seguras, pero otras no.**

  El hecho de que un producto se llame «natural» no significa que sea necesariamente «seguro». La seguridad de las hierbas y los complementos dietéticos depende de los ingredientes del producto, del origen de dichos ingredientes y de si se han contaminado durante el proceso de fabricación. Las hierbas y los complementos pueden interactuar con otras medicaciones o impedirles que funcionen. Por ésta y otras razones, es de todo punto necesario hablar con nuestro médico sobre las terapias MCA. Nuestro médico puede ayudarnos a comprender los riesgos y beneficios de cualquier terapia. No olvidemos que cada persona reacciona de manera diferente a un tratamiento y que todas las terapias médicas pueden entrañar riesgos.

- **Es importante ser consumidores informados.**

  Aprendamos todo lo que podamos acerca de las terapias que estemos pensando probar. Es vital para nuestra seguridad conocer bien los riesgos, los beneficios potenciales y las pruebas sobre la eficacia de las terapias MCA. Hay pocos estudios científicos realizados sobre la eficacia de muchas terapias MCA. Sin embargo, el National Center for Complementary and Alternative Medicine (NCCAM) (Centro Nacional para la Medicina Complementaria y Alternativa) es una buena fuente para enterarnos de los estudios actuales (para una información más detallada sobre los distintos recursos, véase el apéndice). También podemos servirnos de Internet para buscar PubMed, una base de datos sobre bibliografía médica, que ofrece un lista de breves resúmenes de estudios MCA desarrollados por el citado Centro (NCCAM) y la National Library of Medicine (Biblioteca Nacional de Medicina). En algunos casos, podremos encontrar enlaces donde ver o comprar los distintos artículos. Hay otra base de datos, la International Bibliographic Information on Dietary Supplements (Información Bibliográfica Internacional sobre Complementos Dietéticos), que es igualmente útil para encontrar bibliografía científica sobre complementos dietéticos.

- **La información de los sitios web debería abordarse con ojo crítico.**

  Internet es un recurso maravilloso que nos permite obtener volúmenes de información con un solo clic de ratón; pero no toda la información que hay en Internet es exacta. Por esta razón, es importante evaluar los sitios web con ojo crítico. Busquemos sitios acreditados por organismos gubernamentales, universidades o asociaciones médicas o sanitarias. Los sitios educativos son más creíbles que los diseñados para vender un producto. La información de un sitio web debería incluir claras referencias por parte de revistas científicas; las historias personales no son adecuadas para fundamentar una aseveración. La información debería también ser actual, o estar actualizada. Mostrémonos escépticos con los sitios web que nos piden dinero o que parecen «demasiado buenos para ser verdaderos».

- **Siempre podemos comprobar la acreditación de un profesional de MCA.**
  Los profesionales diplomados y acreditados pueden suministrar cuidados de una calidad superior a los de los no acreditados. Las acreditaciones no aseguran que un profesional sea competente, pero demuestran que han cumplido ciertos requisitos para poder tratar a pacientes. La preparación, pericia y experiencia del profesional afectan a la seguridad, por lo que debemos pedir asesoramiento a nuestro médico o a alguien que creamos que conoce bien las MCA. Los hospitales y las facultades de medicina a veces disponen de listas de profesionales del ámbito MCA, y algunos pueden tener un centro MCA o a algún profesional MCA en plantilla. Puede que deseemos contactar con una organización profesional para conocer el tipo de profesional que estamos buscando. Finalmente, muchos Estados de Norteamérica tienen organismos reguladores o acreditadores que pueden informarnos sobre los profesionales de nuestra zona.

El quackwatch y otros grupos de vigilancia pueden ser útiles.

El quackwatch es un ejemplo de organización no lucrativa que se propone identificar fraudes, tópicos, modas pasajeras y bulos relacionados con la salud. Este grupo intenta principalmente poner al descubierto a los curanderos o «simuladores de habilidad médica, a los que hablan pretenciosamente sin un auténtico conocimiento del tema en cuestión» El quackwatch es útil para obtener información general sobre un tema MCA cuestionable o cuando la información es difícil o imposible de encontrar en otra parte. Los servicios mencionados más arriba se pueden encontrar en www.quackwatch.org.

Plan de acción del paciente

Ofrecemos a continuación, por su utilidad, esta guía de la Sociedad Americana contra el Cáncer titulada «Resumen de Terapias Complementarias y Alternativas», que se puede encontrar en www.cancer.org:

- Recabemos por nuestra cuenta toda la información posible. Buscar información de fuentes reputadas y creíbles sobre los potenciales beneficios y riesgos del tratamiento que estamos planteándonos.

- Cuando compartamos esta información con nuestro médico, hagámoslo de manera tal que no parezca una confrontación.

- Hagámosle saber que estamos planteándonos un tratamiento alternativo o complementario y que queremos asegurarnos de que no interferirá con el tratamiento que nos ha prescrito.

- Creemos una lista de preguntas y llevémosla junto con cualquier otra documentación que deseemos debatir con nuestro médico. Pidámosle que colabore en nuestro proceso de educación y tratamiento.

- Llevemos a un amigo o pariente con nosotros a la consulta del médico para que nos sirva de apoyo. Esta persona también puede ayudarnos a comunicarnos con nuestro médico y a reducir el estrés que supone tener que tomar decisiones solos.

- Escuchemos lo que tiene que decirnos nuestro médico y tratemos de comprender su perspectiva. Si el tratamiento que estamos planteándonos causa problemas a nuestro tratamiento convencional, hablemos juntos sobre otras alternativas más seguras.

- No retrasemos ni renunciemos a la terapia convencional. Si estamos planteándonos detener o no seguir el tratamiento convencional, por favor comentemos antes esta decisión con nuestro médico. Recordemos que podemos estar desechando el único tratamiento verificado.

- Asegurémonos de preguntar a nuestro médico qué métodos convencionales existen para tratar los efectos secundarios o los síntomas que estamos padeciendo. Recordemos que existen muchos tratamientos médicos de apoyo.

- Si estamos tomando complementos dietéticos, hagamos una lista completa con las dosis que estamos tomando de cada complemento. Muchos complementos pueden interactuar de manera potencialmente dañina con el tratamiento del cáncer convencional. Por eso, conviene que consideremos con mucha cautela el uso del complemento. Informemos de cualquier cambio a nuestro equipo terapéutico.

- En caso de embarazo o lactancia, preguntemos sobre los riesgos y efectos de los métodos complementarios o alternativos. No debemos nunca dar a los niños medicinas a base de hierbas.

- Pidamos a nuestro médico que nos ayude a identificar los posibles productos fraudulentos.

Capítulo 8

Ensayos clínicos

Yo participé un ensayo aleatorio de doble ciego Fase III de anta-
gonista de receptor de factor de crecimiento epidérmico ZC1839.
Ahora ya he terminado el tratamiento (cáncer de pulmón) y debo
volver cada tres meses para revisión. (A lo largo de todo el proce-
so), mi experiencia en la Wellness Community ha sido muy enri-
quecedora: he hecho nuevos amigos y he asistido a maravillosas
reuniones y a clases especiales. Es una de las mejores cosas que
he vivido desde que descubrí que tenía cáncer de pulmón.

ROBERT FARQUHAR, participante de
la Wellness Community de Gran Columbus

Mientras dura nuestro tratamiento, el médico puede sugerirnos que nos planteemos la posibilidad de participar en un ensayo clínico. Esto no significa que nos vayan a pedir que nos convirtamos en una cobaya humana, o que no haya otras opciones de tratamiento. Antes al contrario, suele plantearse la posibilidad de un ensayo clínico cuando existe alguna razón para creer que el nuevo tratamiento actualmente en estudio podría ser una buena opción para nosotros.

Antes de plantearnos dar nuestro consentimiento para participar en un ensayo clínico, deberíamos enterarnos bien sobre cuáles son dichos tratamientos, cómo se desarrollan y qué riesgos y beneficios existen para cada nuevo tratamiento. No dudemos en formular preguntas hasta que estemos bien seguros de que podemos tomar la mejor decisión posible respecto a nuestras posibilidades de tratamiento.

Las personas que participan en ensayos clínicos pueden ser las
primeras en beneficiarse de un nuevo tratamiento. La mayor par-
te de los estudios sobre el cáncer se hacen en EE. UU. en ensayos
clínicos a cargo del National Cancer Institute (NCI) (Instituto

*Nacional contra el Cáncer), los centros oncológicos y la indus-
tria farmacéutica. Pero ¿sabíamos que el 85% de pacientes de
cáncer no saben ni siquiera que los ensayos clínicos pueden ser
una opción de tratamiento para ellos?*

Cómo se desarrollan y ensayan los nuevos tratamientos contra el cáncer

Antes de que los nuevos tratamientos contra el cáncer estén disponibles
para el público en general, los diversos estudios e investigaciones deben
mostrar que las terapias son a la vez seguras y eficaces. El primer paso de
este proceso lo constituye una investigación básica en el laboratorio con ensayos preclínicos en líneas celulares, tejidos y tipos animales de cáncer humano. Los resultados de los ensayos de laboratorio deben demostrar que la
nueva intervención podría funcionar contra el cáncer antes de que se hagan
los estudios en personas. El paso siguiente consiste en estudios de investigación en humanos, los cuales se denominan generalmente con la expresión
de ensayos clínicos.

¿Qué son los ensayos clínicos?

Los ensayos clínicos que prometen nuevos tratamientos buscan mejorar los
tratamientos al uso o intentan detectar o prevenir la recidiva del cáncer. Las
personas que participan en los ensayos clínicos hacen una importante contribución al futuro del tratamiento del cáncer.

Antes de hacerse disponible para el público un nuevo método de tratamiento contra el cáncer, debe someterse a un ensayo clínico, y todo nuevo
tratamiento debe completar con éxito los ensayos de las tres fases distintas
antes de que la Food and Drug Administration (FDA) (Departamento de
Fármacos y Alimentos) apruebe su uso general.

Los ensayos de la Fase I ayudan a los investigadores a determinar la manera de ofrecer un nuevo y mejor tratamiento (por boca, inyección o goteo IV, por
ejemplo), así como la dosis más adecuada. Estos ensayos también establecen
si un tratamiento tiene algunos efectos secundarios potencialmente perjudicia-
les. Sólo unas pocas personas participan en esta fase.

Los ensayos de la Fase II evalúan si el nuevo tratamiento tiene de hecho un efecto positivo contra un tipo de cáncer concreto. En general, si al menos el veinte por ciento de los participantes responden bien al tratamiento, la nueva terapia se somete a una ulterior evaluación.

Los ensayo de la Fase III comparan el nuevo tratamiento con el mejor tratamiento existente para un tipo concreto de cáncer. Pueden participar muchas personas, siempre y cuando sean elegibles, desde cientos hasta miles incluso. Los ensayos de la Fase III pueden suponer, por ejemplo, que se añada un nuevo fármaco a una combinación de fármacos ya verificada para ver si dicha combinación es más eficaz. Es importante saber si cada participante de un ensayo de Fase III está recibiendo o bien el tratamiento al uso o bien el nuevo tratamiento. Las personas elegibles para un ensayo clínico que deciden participar son informadas dc los posibles riesgos y beneficios, y están protegidas por la ley que garantiza el derecho de todo participante a abandonar el ensayo en cualquier momento.

Metas de la investigación en los ensayos clínicos

Fase I: ¿Es seguro el fármaco?

Fase II: ¿Funciona el fármaco?

Fase III: ¿Cómo se compara el fármaco con el mejor nivel de atención clínica?

Tipos de ensayos clínicos

Los ensayos de prevención prueban nuevos enfoques, como por ejemplo medicaciones, vitaminas u otros complementos que los médicos creen que pueden reducir el riesgo de desarrollar cierto tipo de cáncer. La mayor parte de los ensayos de prevención se realizan con personas sanas que no han tenido cáncer. Algunos ensayos se llevan a cabo con personas que sí lo han tenido y quieren evitar la recidiva (la vuelta del cáncer) o reducir la probabilidades de desarrollar un nuevo tipo de cáncer.

Los ensayos de chequeo estudian la manera de detectar el cáncer con antelación. A menudo se realizan para determinar si el detectar cáncer antes de que aparezcan síntomas disminuye las probabilidades de morir a consecuencia de la enfermedad. Estos ensayos presuponen que las personas no tengan ningún síntoma de cáncer.

Los ensayos diagnósticos estudian tests o procedimientos que podría utilizarse para identificar el cáncer de manera más precisa, y generalmente se hacen a personas que presentan signos o síntomas de cáncer.

Los ensayos de tratamiento se llevan a cabo con personas que tienen cáncer. Están concebidas para responder a preguntas específicas sobre, y evaluar la eficacia de, un nuevo tratamiento o una nueva manera de utilizar un tratamiento estándar. Estos ensayos verifican muchos tipos de tratamientos, como por ejemplo nuevos fármacos, nuevas vacunas, nuevos enfoques de la cirugía o terapia de radiación o nuevas combinaciones de tratamientos.

Los ensayos de calidad de vida (también denominadas de apoyo) exploran nuevas maneras de mejorar el confort y la calidad de vida de pacientes o supervivientes de cáncer. Estos ensayos pueden estudiar la manera de ayudar a personas que estén padeciendo náuseas, vómitos, trastornos de sueño, depresión u otros efectos del cáncer o de su tratamiento.

Los estudios genéricos forman parte a veces de otro ensayo clínico del cáncer. El componente genético del ensayo puede centrarse en cómo la constitución genética puede afectar a la detección, diagnóstico o respuesta al tratamiento del cáncer.

Los estudios de investigación genética basados en la población y en la familia difieren de los tradicionales ensayos clínicos del cáncer. En estos estudios, los investigadores estudian muestras de tejidos o de sangre, generalmente de familias o de amplios grupos de personas, para encontrar cambios genéticos asociados al cáncer. Las personas que participan en los estudios genéticos pueden tener cáncer o no, según el estudio en cuestión. El objetivo de estos estudios es ayudar a entender el papel de los genes en el desarrollo del cáncer.

Fuente: National Cancer Insittute

¿Qué hacer para que un fármaco consiga la aprobación de la FDA (Departamento de Fármacos y Alimentos)?

Si los datos obtenidos de un ensayo completado de Fase III muestran que el nuevo tratamiento es seguro y eficaz, el patrocinador del ensayo puede entonces presentar una solicitud a la FDA para la aprobación del tratamiento. Los científicos de la FDA analizan los datos que les llevan para asegurarse de la seguridad y eficacia de los mismos. Tras una detenido examen, si la FDA queda satisfecha con los resultados, la aprobación será concedida y el fármaco estará a partir de entonces disponible en el mercado.

Programas de acceso ampliado

Para un pequeñísimo porcentaje de tratamientos en el ámbito de los ensayos clínicos, la FDA ha empezado recientemente a ofrecer programas de «acceso ampliado». Estos programas tornan disponibles terapias de investigación –fuera del marco tradicional de ensayos clínicos– para personas con enfermedades graves, o que ponen en riesgo la vida, y sin otras opciones de tratamiento, incluso antes de que estos fármacos sean formalmente aprobados por la FDA para el uso público.

Los programas de acceso ampliado a nuevos tratamientos facilitan a más pacientes terapias nuevas y prometedoras, pero también están concebidos, bajo supervisión reguladora, para mantener toda la colección de datos sobre la seguridad y eficacia de los fármacos más importantes, y sólo se ofrecen cuando la FDA cree que el acceso ampliado no comprometerá la seguridad de un paciente o la integridad de la evaluación del ensayo clínico.

> *Yo fui era la última persona elegida para (una) vacuna péptida de Fase I/II PR1. El apoyo recibido (por la Wellness Community) me ayudó a crecer espiritualmente y a superar ese calvario. Ahora voy a mi oncólogo local todos los meses para los análisis de sangre. Si los resultados son buenos, salgo pitando hasta el próximo mes. No hay promesas, proyecciones ni probabilidades ofrecidas sobre la duración de mi remisión. El fármaco que recibí es demasiado nuevo para eso. Estoy aprendiendo a vivir al día... Procuro aprovechar al máximo esto que tengo, hacer planes razonables para el futuro y luego encomendarme a Dios.*

KIMBERLEY HENRY, participante de
la Wellness Community de Tennessee Este

Sobre el consentimiento informado

Antes de participar en un ensayo clínico, un profesional sanitario nos explicará la finalidad del ensayo y lo que se nos pedirá que hagamos. Podemos formular preguntas sobre el ensayo, y se nos entregará un formulario de consentimiento para que lo leamos y firmemos. El proceso de consentimiento informado comienza con la explicación inicial por parte del médico, el documento que firmamos para iniciar el tratamiento y la información actualizada que se nos facilita durante el transcurso de nuestro tratamiento.

El formulario de consentimiento debe incluir la siguiente información:

- una declaración diciendo que el estudio se hace con fines de investigación, así como una explicación de los objetivos de la investigación, el calculado marco temporal de la participación, una descripción de los procedimientos y la identificación de los procedimientos que sean experimentales;
- datos sobre cómo se llevará a cabo el ensayo clínico;
- cualquier riesgo probable derivado del tratamiento;
- la descripción de cualquier beneficio, para nosotros u otras personas, que se puedan esperar razonablemente de la investigación;
- una declaración describiendo en qué medida, dado el caso, se mantendrá la confidencialidad de nuestro expediente;
- la explicación de opciones alternativas, de existir alguna;
- cualquier probable efecto secundario derivado del tratamiento;
- para los ensayos que impliquen algo más que el riesgo mínimo, una explicación de potenciales daños, las compensaciones disponibles –de haberlas– derivadas de dichos daños, los tratamientos disponibles en caso de producirse lesiones y los recursos disponibles para una información ulterior;
- información sobre a quién contactar en busca de respuestas a preguntas sobre la investigación y los derechos de los participantes y sobre lesiones recibidas por el participante fruto de la investigación;
- una declaración en el sentido de la que nuestra participación es voluntaria, de que la negativa a participar no tendrá penalización o pérdida de beneficios a los que de otro modo tendríamos derecho, y de que podemos interrumpir la participación en cualquier momento sin penalización o pérdida de los beneficios a los que de otro modo tendríamos derecho.

He aquí algunas preguntas importantes que deberíamos formular a nuestro médico antes de decidir participar en un ensayo clínico.

- ¿Cuál es la finalidad del estudio?
- ¿Por qué es importante para mí?
- ¿Qué tipo de ensayos y tratamientos se realizan como parte del estudio?
- ¿Cuáles son mis beneficios y riesgos potenciales comparados con otras opciones de tratamiento?
- ¿Cuáles son los requisitos de elegibilidad?
- ¿Cómo podría afectar el ensayo clínico a mi vida cotidiana?
- ¿Qué le ocurrirá a mi cáncer con, o sin, este nuevo tratamiento?
- ¿Cuáles son las otras opciones de tratamiento?
- ¿Cuánto tiempo durará el estudio?
- ¿Cubrirá los costes del ensayo mi compañía de seguros o mi plan de gestión sanitaria?
- ¿Quién me ayudará a contestar a las preguntas sobre la cobertura médica?
- ¿Tendré que hacer frente a desembolsos suplementarios debidos al ensayo clínico?
- ¿Qué tipo de atención a largo plazo y de seguimiento forman parte del estudio?

Beneficios y riesgos de la participación

Según el Instituto Nacional del Cáncer estadounidense, entre los beneficios de participar en un ensayo clínico figuran los siguientes:

- Los participantes tienen acceso a nuevos enfoques prometedores que a menudo no están disponibles fuera del marco de los ensayos clínicos.
- El enfoque que se está estudiando puede ser más eficaz que el enfoque al uso.
- Los participantes reciben atención médica regular y personalizada de parte de un equipo investigador que incluye a médicos y otros profesionales de la salud.
- Los participantes pueden ser los primeros en beneficiarse del nuevo método en estudio.
- Los resultados del estudio pueden ayudar a otros en el futuro.

Entre los posibles riesgos de participar en un ensayo clínico, figuran los siguientes:

- Los nuevos fármacos o procedimientos en estudio no siempre son mejores que la atención al uso con la que se están comparando.

- Los nuevos tratamientos pueden tener efectos secundarios o riesgos que no se esperan los médicos, o que son peores que los resultantes de la atención al uso..

- Los participantes en ensayos aleatorios no pueden elegir el enfoque que van a recibir.

- Los seguros sanitarios y los suministradores de atención gestionada pueden no cubrir todos los costes de la atención al paciente de un estudio.

- A los participantes se les puede exigir que hagan más visitas al médico que las que harían de no participar en un ensayo clínico.

Fuente: National Cancer Institute

¿Estamos protegidos durante un ensayo clínico?

La investigación con humanos se lleva a cabo según estrictos principios científicos y éticos. Cada ensayo clínico tiene un protocolo o plan de acción que sirve de «receta» para realizar el ensayo. El plan describe lo que se hará en el estudio, cómo se llevará a cabo y por qué es necesaria cada parte del estudio. El mismo protocolo será utilizado por cada médico o centro de investigación que formen parte del ensayo.

Todos los ensayos clínicos que gozan de financiación estatal o que evalúan un nuevo fármaco o dispositivo médico sujetos a la regulación de la FDA deben ser supervisados y aprobados por el Institutional Review Board (IRB) (Consejo de Supervisión Institucional). Muchas instituciones exigen que todos los ensayos clínicos, independientemente de la financiación, estén supervisadas y aprobadas por un IRB local. Este consejo, que incluye a médicos, investigadores, agentes sociales y políticos y otros miembros de la comunidad, supervisa el protocolo para asegurarse de que el estudio se lleva a cabo de acuerdo a derecho y de que es poco verosímil que los participantes puedan sufrir daños. El IRB también decide sobre la frecuencia con que se supervisará el ensayo una vez iniciado. Sobre la base de esta información, el IRB decidirá si debe continuar el ensayo clínico tal y como fue inicialmente planificada, y, en caso contrario, qué cambios se deben introducir. Un IRB puede detener un ensayo clínico si el investigador no está siguiendo el protocolo o si el ensayo parece estar causando algún perjuicio inesperado a los participantes. A fin de tornarla ampliamente disponible, un IRB puede también detener un ensayo clínico si hay indicios claros de que la nueva intervención es eficaz.

Los ensayos clínicos que gozan del apoyo de los Institutos Nacionales de la Salud exigen el seguimiento de los datos y de la seguridad. Algunos ensayos clínicos, especialmente de la Fase III, se sirven de un Data and Safety Monitoring Board (DSMB) (Consejo de Seguimiento de Datos y de Seguridad). Un DSMB es un comité independiente formado por estadísticos, médicos y abogados de los pacientes. El DSMB pretende asegurarse de que los riesgos derivados de la participación sean lo más reducidos posible y de que los datos estén completos; también detiene cualquier ensayo si surge inquietud en cuanto a su seguridad o cuando ya se han alcanzado los objetivos del ensayo.

¿Quién paga los ensayos clínicos?

Los seguros sanitarios y los suministradores de atención gestionada no cubren los gastos sanitarios que corren parejos con el ensayo clínico. Lo que cubren varía con el plan de salud y el estudio concretos. Algunos planes de salud no cubren los ensayos clínicos si consideran «experimental» o «investigacional» el enfoque que se está estudiando. Sin embargo, si hay suficientes datos que muestren que el enfoque es seguro y eficaz, el plan de salud podrá contemplar el enfoque «establecido» y cubrir parte o la totalidad de los gastos. Los participantes pueden tener dificultades para obtener cobertura para los gastos asociados a la prevención y ensayos clínicos exploradores; los planes de salud tienen actualmente menos probabilidades de contar con procesos de supervisión in situ para estos estudios. Así pues, puede resultar más difícil obtener cobertura para los gastos a ellos asociados. En muchos casos, sirve de gran ayuda tener a alguien del equipo de investigación que hable del tema de la cobertura con los representantes del plan de salud.

Los planes de salud pueden especificar otros criterios que deba reunir un ensayo para ser financiado. El ensayo podría tener que estar patrocinada por una organización específica, ser juzgada «médicamente necesaria» por el plan de salud, no ser mucho más cara que los tratamientos que el plan de salud considera estándar o centrarse en tipos de cáncer para los que no hay disponibles tratamientos corrientes. Además, la plantilla y las instalaciones médicas podrían tener que someterse a las condiciones del plan para llevar a cabo ciertos procedimientos, como por ejemplo transplantes de médula ósea.

> *Con la ayuda de la Wellness Community, conseguí reunir la fuerza necesaria para «cavar hondo» una vez más, y en febrero del 2004 tenía programado un transplante de células madre propias en el Centro Médico Nacional Ciudad de la Esperanza. El transplante era todo un reto, y marcó un punto de inflexión para mí. Resultó ser una verdadera resurrección. El proceso de recuperación fue bastante duro, pero valió la pena. Tuve la gran suerte de estar en el protocolo de investigación para este tipo de transplante de última generación... La plantilla de la Ciudad de la Esperanza lo ha descrito como una salvada en la hora undécima o en el último momento, y eso me parece a mí también.*

> DOUGLAS WILKEY, Jr., superviviente del cáncer y participante
> de la Wellness Community de Arizona Central

Impacto a largo plazo en los pacientes de la investigación

La información recogida a partir de estudios de investigación con humanos les especifica a los médicos qué tratamientos (dosificación, programa y combinaciones incluidas) funcionan con los pacientes y qué otros no. Los resultados de la experimentación en los ensayos clínicos siguen determinando las pautas de la atención, término empleado para describir el enfoque del tratamiento mejor considerado por la comunidad del cáncer en los pacientes, según el tipo y la fase de cáncer de los mismos. Los tratamientos al uso se han estudiado en ensayos clínicos que demostraron un beneficio claro para los pacientes consistente en un incremento de supervivencia, la disminución del tamaño del tumor o de la difusión de la enfermedad y en una mejor calidad de vida gracias a la reducción de los efectos secundarios. Como hemos dicho, muchos tipos de cáncer se están tratando como una enfermedad crónica más que se debe controlar con el paso del tiempo. Incluso los cánceres diagnosticados en una fase tardía se ven a veces como enfermedades graves y amenazadoras de la vida que se deben tratarse en un período de varios años. Así pues, los oncólogos y los pacientes están cambiando sus estrategias de tratamiento con este enfoque a largo plazo de las cuestiones de salud. Este nuevo enfoque tiene el objetivo de posibilitar a una persona con cáncer que funcione a su máximo nivel durante el mayor tiempo posible.

Los planes de tratamiento, que pueden secuenciarse en un espacio de tiempo de muchos años para prolongar la supervivencia, incluyen una valoración de cómo se tolerarán los efectos secundarios del tratamiento con el paso del tiempo. Los investigadores seguirán estudiando nuevos tratamientos hasta que se pueda prevenir o curar cualquier tipo de cáncer.

Plan de acción del paciente

- **Formar asociación con nuestro médico.**
  Antes de decidir enrolarnos en un ensayo clínico, planifiquemos una reunión para charlar con nuestro oncólogo. Llevemos a un miembro de nuestra familia o a un amigo que nos ayude a formular preguntas y a expresar nuestras cuitas.

- **Buscar apoyo.**
  Hablemos con otros que hayan tenido experiencia con un ensayo clínico. Nuestro equipo terapéutico, u organizaciones tales como la Wellness Community, nos ayudarán a ponernos en contacto con otras personas dispuestas a compartir sus experiencias.

- **Informarnos bien.**
  Hay organizaciones que suministran información actualizada sobre lo que se está estudiando y sobre si un determinado ensayo clínico de cáncer es adecuado para nosotros.

Capítulo 9

Cómo hacer frente a los síntomas y efectos secundarios

Un amigo me regaló una cerdita rosa llamada «Matilda». Después de cada tratamiento, le añadía un adorno. Primero fueron unos pendientes, luego una perla para el ombliguito. Seguí (haciendo esto) durante ocho tratamientos. Mi enfermera estaba deseando que llegara el siguiente tratamiento para ver lo que le ponía a Matilda.

SALLY B. FRANK, participante de
la Wellness Community de Valle del Gran Lehigh

La experiencia de cada persona con el tratamiento del cáncer es única. Puede que no experimentemos todos los posibles efectos secundarios, pero ser conscientes de lo que podría ocurrir nos ayudará sin duda a asumir que ciertos efectos secundarios son «normales» y, como resultado, a prepararnos mejor para hacerles frente.

Y, lo que es más importante, el estar mejor informados puede permitirnos, a nosotros y a nuestro médico, prevenir o abordar de manera preventiva los efectos secundarios, de manera que no perturben nuestro tratamiento, no rebajen nuestra calidad de vida ni mermen nuestra posibilidad de recuperación.

¿Es cáncer... o alguna otra cosa distinta?

La gente a la que se diagnostica cáncer aprende rápidamente que la vida, tal y como la venía conociendo, ha cambiado al oír las palabras «tiene usted cáncer». Muchos pacientes coinciden en que, desde el diagnóstico, están más atentos a sus cuerpos y a los mensajes que éstos les envían. A algunos les preocupa poder estresarse demasiado con «cualquier molestia o dolor». Pero ¿cómo saber que algo va mal? ¿Nos preguntamos a menudo e que una molestia u otro síntoma podrían ser un signo de que el cáncer está progresando? Es importante aprender a leer nuestros signos físicos, a anotar los síntomas y efectos secundarios y a comunicarnos con nuestro equipo terapéutico de manera regular.

No existen preguntas tontas. La mayor parte de las veces, los signos y síntomas que podamos estar experimentando son pasajeros y están relacionados con el tratamiento que estamos recibiendo, así como con los cambios que se están produciendo en nuestro cuerpo en su esfuerzo por controlar o destruir el cáncer.

Experimentar un efecto secundario de la terapia no significa que algo esté mal o que los fármacos que estamos tomando estén destruyendo las células cancerígenas. Ni tampoco significa necesariamente que el cáncer haya progresado. Pero sí significa que debemos mostrarnos vigilantes y mantener abierta la comunicación con nuestro equipo de manera que podamos ser lo más diligentes posible en anotar los detalles de nuestro tratamiento y mantener las mejores sensaciones posibles.

> *Lo más importante que podemos hacer es participar diligentemente en la gestión de nuestra propia enfermedad.*

Así, a menudo dejamos que nuestras mentes nos digan que algo es peor de lo que realmente es. Es normal que temamos el avance del cáncer o su no desaparición. Puede que nos sintamos traicionados por el simple hecho de que nuestro cuerpo ha enfermado y que nos cueste trabajo creer que alguna vez podremos volver a confiar en él. La buena noticia es que hay algunas maneras sencillas de recuperar el control de nuestras reacciones a estos difíciles factores estresantes.

La manera más fácil de entender lo que estamos experimentando es estar bien informados. El enfoque de la Wellness Community es una excelente manera de aprender a identificar adecuadamente nuestros síntomas y a comunicarnos eficazmente con nuestro médico sobre su frecuencia, intensidad y alcance. Conociendo qué efectos secundarios potenciales podrían darse, podemos alertar a nuestro médico o enfermera sobre su incidencia antes de que aquéllos cobren mayor fuerza y de que nos atormentemos con el dilema de si estas cuitas están relacionadas con el tratamiento o con el cáncer propiamente tal.

Recordemos que es en estas ocasiones cuando ser paciente activo se convierte en algo tan importante. Ser previsores determinar lo que necesitamos para impedir o controlar los efectos secundarios. Ser claros con nuestro equipo terapéutico sobre la incidencia que cualquier síntoma concreto que notemos pueda estar teniendo en nuestro día a día. Y no olvidar que nadie ha dicho nunca que sólo porque tengamos cáncer tenemos que sufrir: gracias a los fabulosos avances en los tratamientos de apoyo, la terapia del cáncer no tiene por qué ser tan terrible como podríamos pensar. ¡Podemos conseguirlo! ¡Estemos bien informados! ¡Pasemos a la acción!

Mantenerse al día

Es importante que nuestro tratamiento esté al día. Después de todo, queremos que nuestro tratamiento transcurra de la manera más rápida y exitosa posible, ¿no? Tener que aplazar nuestro tratamiento por un bajo nivel de glóbulos blancos u otros efectos secundarios preocupantes puede hacer que nos sintamos decepcionados, nerviosos o asustados. Afrontar bien los efectos secundarios no sólo mejora nuestro estado anímico durante el tratamiento; también podría ser importantísimo a la hora de conocer el resultado de nuestro tratamiento.

En un estudio reciente con quinientos pacientes tratados con quimioterapia, el treinta y siete por ciento de los que llevaban retraso debido a un nivel de leucocitos bajo dijeron que el retraso les parecía «sumamente» o «algo» estresante. Los retrasos pueden ser emocionalmente perturbadores en pacientes que se preocupan de que su cáncer pueda progresar mientras esperan reiniciar el tratamiento. El treinta y uno por ciento de los pacientes investigados que llevaban retraso dijeron que se sentían suficientemente perturbados desde el punto de vista emocional para desear abandonar su tratamiento en algún punto. Además del desasosiego emocional, cambiar o interrumpir la administración de una dosis planificada puede tener impacto en el bienestar físico de un paciente. Las investigaciones actuales sugieren que tanto la cronología de la dosis como su intensidad pueden afectar a los resultados de algunos pacientes de cáncer. Administrar dosis más bajas, o en un período de tiempo más largo del inicialmente planificado, puede incluso reducir la eficacia del tratamiento en algunos tipos de cáncer.

*El cansancio ha sido un problema... Yo tengo un horario para le-
vantarme de la cama todos los días antes del almuerzo, salvo la
semana que sigue a la quimio. Asisto a mi grupo de apoyo los lu-
nes por la mañana temprano. Los martes, hay bridge y almuerzo.
Los miércoles y los jueves, clases de gimnasia para «fortalecer
los huesos». Entre medias, nado, leo, saco a pasear a los perros,
visito a los amigos, asisto a seminarios sobre temas de actualidad
y hago cosas de menor interés, como por ejemplo lavar la ropa,
hacer la compra o limpiar. Me mantengo activa.*

STEFANIE MARKS, participante de
la Wellness Community de Gran St. Louis

El cansancio

Casi todas las personas que están siendo tratadas por el cáncer experimentan cansancio relacionado con el cáncer. Es la queja más comúnmente re-
gistrada de pacientes con cáncer y, frecuentemente, la más angustiosa.

La National Comprehensive Cancer Network (NCCN) (Red Nacional
Integral del Cáncer) define el cansancio como «una angustiosa y persistente
sensación de fatiga o agotamiento que no está relacionada con la actividad
reciente y que entorpece las actividades normales de la vida cotidiana». La
guía de la NCCN recomienda que nos revisen los efectos del cansancio en
cada visita al médico, o según sea necesario.

¿Cuánto cansancio voy a experimentar, y durante cuánto tiempo?

Es difícil vaticinar lo cansados que vamos a sentirnos, pues esto suele variar
según las personas. El cansancio puede estar asociado al tratamiento o depender del momento en que se administra el tratamiento. En la mayoría de
los casos, empezaremos paulatinamente a sentirnos menos cansados cuando acaba nuestro tratamiento. Algunas terapias causan más cansancio que
otras, como por ejemplo los transplantes de médula ósea o de células madre, así como algunas bioterapias y ciertas radioterapias.

¿Qué puedo hacer para evitar los efectos del cansancio?

La gestión del cansancio consiste en buena parte en descubrir sus causas y en trazar un plan de acción para hacerle frente durante el tratamiento. Nuestro equipo terapéutico querrá saber:

- si tenemos problemas con el dolor o dificultad para dormir;
- si experimentamos angustia emocional o depresión;
- qué nivel de actividad tenemos;
- cómo comemos y bebemos;
- si tenemos anemia o riesgo de tenerla (nivel bajo de glóbulos rojos);
- qué otras enfermedades podemos tener o qué medicamentos estamos tomando.

Es importante ser sumamente sinceros sobre la medicación (prescrita, herbaria, vitaminas u otras medicinas sin prescripción facultativa) que estamos siguiendo. Como algunas medicinas o combinaciones de medicinas pueden contribuir al cansancio, es posible ajustar los regímenes medicinales para evitar que empeore el problema del cansancio.

Tener problemas con el cansancio es una consecuencia indeseable pero esperada del tratamiento del cáncer. Sentirnos cansados no es de por sí una indicación de que nuestro cáncer vaya peor. Expongamos nuestros problemas de cansancio regularmente a nuestro equipo terapéutico de manera que puedan ponerse en práctica estrategias que nos ayuden a superarlos.

¡Conservar nuestra energía!
- Delegar tareas en los demás.
- Echar una cabezadita después de comer, más bien corta para que no se resienta el sueño nocturno normal.
- Evitar la cafeína por la noche.
- Programar actividades, o estructurar nuestra programación de tareas.
- Mantener un ritmo diario de tareas que sea razonable.
- Dar paseos cortos o practicar ejercicios suaves, si es posible.
- Fijarnos objetivos realistas que podamos cumplir sin demasiado esfuerzo.

- Beber agua durante el día.
- Llevar una dieta equilibrada, con comidas frecuentes y frugales.
- Aprender técnicas psicosomáticas para eliminar el estrés y relajarnos.

Comprometer a nuestra familia y amistades para que nos ayuden a realizar tareas que son importantes para nosotros, y dejar a los demás que carguen con responsabilidades y trabajos que puedan realizar por nosotros. Deberíamos ver esto como una buena oportunidad para tomar las riendas de nuestra vida y de nuestra situación.

¿Qué es lo que aconsejamos con relación al ejercicio?

Existe un amplio volumen de información, que demuestra lo beneficioso que es el ejercicio para los efectos secundarios, emocionales y físicos, del cáncer y para su tratamiento. El ejercicio reduce el cansancio, la angustia y la depresión, y también es bueno para el control del peso, la resistencia y la capacidad para hacer las cosas que son más significativas e importantes para nosotros.

Aunque son muchos los profesionales de la salud que alientan a hacer ejercicio, puede que no sepan exactamente lo que nos están diciendo. Como pacientes activos, podemos pedir a nuestro médico que nos derive a un fisioterapeuta o a un programa de rehabilitación del cáncer. Si no se lo pedimos, puede que nos resulte más difícil acceder a estos servicios ampliados.

Pasear es una manera segura y fácil de mantenernos fuertes y saludables durante el tratamiento del cáncer. Como el tratamiento puede que nos haga sentirnos cansados, el ejercicio podría ayudarnos a generar más energía y así, sentirnos física y emocionalmente mejor predispuestos para hacer frente a nuestra enfermedad y a la vida en general. Aunque el ejercicio no haga desaparecer nuestro cáncer, podemos practicarlo para sentirnos mejor, atravesar la fase del tratamiento de manera más grata y mantenernos saludables una vez concluido el tratamiento.

Algunos tratamientos del cáncer, y sus efectos secundarios, pueden dificultar el hacer ejercicio. Por ejemplo, si tenemos anemia que no se corrige con la medicación (factores de crecimiento de glóbulos rojos), podemos experimentar respiración entrecortada. Paseando más despacio y haciendo pausas para descansar, podremos seguir experimentando los beneficios del ejercicio. Es también recomendable empezar simplemente dando pasos por la habitación unas cuantas veces al día. Nos haremos más fuertes si decidimos ser supervivientes de cáncer activos.

¿Cómo empezar a hacer ejercicio?

Empezar despacito, y ser pacientes. El ejercicio durante el tratamiento del cáncer es un equilibrio, y hacer más no siempre es mejor. Conviene empezar la tanda de ejercicios muy por debajo de lo que nos sintamos capaces de hacer, e ir progresando paso a paso. Con el tiempo, conseguiremos hacer muchas cosas con menor esfuerzo.

Bastante tiempo después de terminado el tratamiento, es importante seguir vigilantes en cuanto a mantener nuestra salud. El ejercicio puede ayudarnos a mantener un peso corporal saludable y a reducir los riesgos de enfermedades coronarias y de la diabetes, y tal vez incluso el riesgo de recidiva del cáncer. ¡Es una de las cosas más importantes que podemos hacer por y para nosotros mismos!

Caída del cabello o alopecia

La caída del cabello, también conocida con el nombre de alopecia, hace tiempo que es indicadora de que una persona tiene cáncer. Experimentar la caída del cabello es una experiencia profundamente personal y desconcertante para la mayor parte de la gente. Es normal sentir angustia ante la pérdida de nuestro pelo y de cómo esto afecta a nuestro aspecto. Hablar de nuestras cuitas con nuestro equipo terapéutico y encontrar la manera de solucionar esta pérdida es una de las cosas importantes que podemos hacer.

No todo tratamiento contra el cáncer causa caída de cabello, y casi ninguna caída del cabello es permanente. Deberíamos preguntar si nuestro tratamiento causa caída del cabello, de manera de que pudiéramos prepararnos para este efecto secundario. La caída del cabello generalmente comienza entre diez y catorce días después del primer tratamiento; es difícil vaticinar con exactitud cómo se va a producir, pero el pelo puede volverse paulatinamente ralo o caerse en grandes mechones. También es probable que perdamos pelo al mismo tiempo por todo el cuerpo. En la mayor parte de los casos, nuestro pelo volverá a crecer cuando el tratamiento haya tocado a su fin. Muchas veces, la textura y el color del nuevo pelo suelen ser ligeramente diferente.

¿Cómo hacer frente a la pérdida del cabello?

Si pensamos hacernos con una peluca, visitar a nuestro peluquero o una tienda de pelucas antes de perder el pelo es una buena idea. De esta manera, podemos contrastar nuestro pelo natural con la peluca. Aunque también podemos elegir una peluca que sea completamente diferente a nuestro pelo real.

Algunas compañías de seguros cobrarán un suplemento por una peluca; debemos entregar una prescripción firmada por nuestro médico para una prótesis capilar o craneal. Frecuentemente, los centros de tratamiento del cáncer disponen de «bancos de pelucas», donde podemos conseguir una reformada o nueva de manera gratuita, o a precio reducido.

Entre las alternativas a las pelucas figuran los sombreros, los pañuelos y los turbantes. Deberíamos tener la costumbre de proteger nuestra cabeza contra el sol aplicándonos un protector solar y llevando algún tipo de protección en la cabeza. También es importante protegernos contra la pérdida de calor corporal cuando el tiempo es fresco llevando un sombrero o cualquier otro tipo de tocado.

Muchas personas suelen hacerse un corte de pelo muy corto o raparse la cabeza antes de empezar a perder pelo. Esto nos permite la oportunidad de controlar la manera como se producirá la pérdida de cabello y de tener tiempo para ver nuestra «nueva imagen» antes que los demás.

Para quienes estamos perdiendo pelo en abundancia, mi sugerencia es ¡AFEITARNOS LA CABEZA! Ahora estoy calva por segunda vez. Llevo un montón de gorras de tenis porque son cómodas de llevar. La primera vez perdí pelo durante seis semanas debido a la quimio. Me corté el pelo muy corto, pero aún notaba que se me caía a manojos, que se me metía por la ropa y me molestaba al contactar con la piel. ¿Me creeríais si os digo que yo me ponía un gorro de ducha mientras preparaba la comida? El miedo a que el pelo cayera en la comida... ¿Qué es esto? Afeitar-

me la cabeza hizo que mi vida transcurriera realmente mejor. Ahora tengo menos estrés y ansiedad, ¡y es tan cómodo! Nuestra perra, la más vieja, encuentra mi cabeza calva bastante divertida. ¡Le encanta lamerme la coronilla! Sin embargo, ahora parece haberse aficionado a lamer la calva de TODAS las personas que me visitan. ¡Menos mal que tenemos unos amigos con sentido del humor!

DIANA GRESHAM, participante de
la Wellness Community de Gran Boston

¿Se puede impedir la caída del cabello?

No se puede impedir la pérdida del cabello, pero sí tomar algunas precauciones para evitar posibles daños al pelo que nos queda. Procuraremos no hacernos la permanente, y evitaremos asimismo teñirnos el pelo, ponernos rulos y usar secadores de alta potencia. Deberíamos utilizar champús, cepillos del pelo y lociones capilares suaves. Debería evitarse el empleo de hielo u otros métodos para impedir la caída del cabello. Cualquier producto que nos sugieran deberíamos consultarlo a nuestro médico antes de utilizarlo; así evitaremos cualquier daño potencial.

Infecciones y fiebre

Las infecciones pueden ser uno de los efectos secundarios más graves del tratamiento, por lo que debería ser nuestra meta el evitarlas siempre que sea posible. Pueden hacer necesaria la hospitalización, lo que suele ser costoso y desagradable, amén de mantenernos apartados de nuestras actividades cotidianas y de nuestros seres queridos. En su versión más grave, las infecciones pueden amenazar nuestra propia vida.

La fiebre resultante de unos pobres resultados en nuestros análisis de sangre se considera una emergencia que exige una rápida atención médica, por lo que debemos llamar a nuestro médico inmediatamente en caso de producirse. La fiebre es la respuesta natural del cuerpo ante invasores (como por ejemplo virus, bacterias y hongos) que causan una infección, y puede ser el primer signo de infección. La infección puede producirse porque los fármacos que combaten las células cancerígenas causan también una disminución de glóbulos blancos, llamados neutrófilos, en la sangre. La radiación sobre la columna, las caderas o la pelvis podría causar también una disminución de glóbulos blancos. La enfermedad que se produce cuando la cantidad de nuestros glóbulos blancos es realmente baja se denomina neutropenia.

A lo largo de nuestro tratamiento contra el cáncer, se nos efectuarán frecuentes análisis de sangre. Al mismo tiempo que nuestro equipo médico lleva el registro de nuestros leucocitos, plaquetas y glóbulos rojos, es importante que nosotros llevemos también todo anotado. Procuremos hacerlo en una hoja especial, como por ejemplo la que se incluye en el apéndice de este libro, para ayudarnos a seguir de cerca este aspecto fundamental de nuestra atención.

Mientras que los glóbulos blancos combaten la infección, los glóbulos rojos trasportan oxígeno a través de nuestro flujo sanguíneo y coagulan la sangre con plaquetas cuando sangramos. Si el número de glóbulos blancos en nuestra sangre disminuye, podríamos desarrollar una infección grave y terminar en el hospital. Una infección podría significar también un trastorno en nuestro plan de tratamiento o la reducción de una dosis vital de quimioterapia.

Síntomas de infección

La fiebre –la respuesta natural del cuerpo contra invasores tales como virus, bacterias y hongos– suele ser uno de los primeros síntomas de infección. La fiebre que tenemos cuando el número de glóbulos blancos es demasiado bajo se considera una emergencia, requiriendo una pronta atención médica. Cuando estamos siguiendo una quimioterapia, tomémonos la temperatura a diario. Si la temperatura es superior a los 38 ºC, llamemos a nuestro médico o enfermera inmediatamente, pues podría significar que tenemos una infección. Informemos también inmediatamente a nuestro médico o enfermera de los siguientes síntomas de infección:

- escalofríos, temblores, sudores;
- tos, irritación de garganta, respiración entrecortada y/o dolor en el pecho;

- irritación, piel caliente, dolor o hinchazón alrededor de una herida o sitio del catéter (línea PICC, Port-a-cath o alguna otra línea central);
- descomposición o diarrea durante más de veinticuatro horas;
- dolor o escozor al orinar o dolor en la espalda por encima de la cintura;
- flujo anormal de la vagina o escozor;
- úlceras en la boca.

Se nos incluiría en una categoría de alto riesgo respecto a la neutropenia en los siguientes casos: si se sabe que con nuestra quimioterapia disminuye el número de glóbulos blancos; si ya tenemos una bajo nivel de glóbulos blancos o anteriormente recibimos quimioterapia o radiación; si tenemos sesenta y cinco años o más; o si tenemos otra enfermedad que afecte a nuestro sistema inmunológico.

Una de las maneras más eficaces de supervisar los signos de infección es tomándonos la temperatura todos los días, a poder ser hacia la misma hora durante todo el ciclo del tratamiento. Preguntemos a nuestro médico cuál es la mejor hora del día para ello. Si nuestra temperatura supera los treinta y ocho grados, llamemos a nuestro médico o enfermera inmediatamente para averiguar si tenemos alguna infección. Cuanto antes detectemos una infección, más probabilidades tendremos de minimizar el trastorno que pueda sufrir nuestro plan de tratamiento. Utilicemos la hoja de temperatura del apéndice para hacer un seguimiento diario de nuestra temperatura.

Correremos riesgo de infección mientras tengamos un número escaso de glóbulos blancos circulando por nuestro sistema sanguíneo. El período de tiempo que les lleva a los glóbulos blancos recuperarse varía según el tipo y las dosis de la quimioterapia, así como según la capacidad de nuestro cuerpo para sustituir las células dañadas.

Evitar infecciones

La manera más importante de evitar la extensión de la bacteria causante de la infección es lavándonos las manos frecuentemente. Tomemos nuestro tiempo para restregarnos bien las manos con jabón y agua caliente; es la fricción la que mata las bacterias. Puede que nuestro médico nos prescriba una medicación de factor de crecimiento de glóbulos blancos para ayudarnos a producir más glóbulos blancos y reducir el período de tiempo de riesgo. Estas medicaciones se prescriben después de cada ciclo de quimioterapia para estimular a la médula ósea a producir más glóbulos blancos. Los factores de crecimiento de glóbulos blancos pueden causar ciertas molestias y síntomas parecidos a la gripe. También pueden ayudarnos a conseguir que nuestro tratamiento se ajuste a lo planificado y se haga con dosis completas, mejorando así claramente nuestras probabilidades de curación.

¿Cuál es el tratamiento para la infección?

Si desarrollamos una infección, lo más probable es que se nos trate con antibióticos. En algunos casos, puede ser necesaria la hospitalización. Obviamente, desearemos pasar el menor tiempo posible en el hospital. Trabajar y/o abordar otros papeles y responsabilidades durante el período del tratamiento hace que resulte más vital todavía el mantenernos vigilantes en cuanto a prevenir infecciones.

Tomar medidas para evitar la infección

Afortunadamente, es posible prevenir una infección peligrosa antes de que se presente. Si nuestro nivel de glóbulos blancos sigue siendo demasiado bajo, puede que nuestro oncólogo necesite reducir o retrasar el siguiente tratamiento. Nuestro médico puede también prescribir una medicación que nos ayude a producir más glóbulos blancos desde el inicio mismo, reduciendo así el período de tiempo que podríamos correr riesgo de infección.

Muchos pacientes toman una medicación que estimula el crecimiento de glóbulos blancos, como por ejemplo Filgrastim, desde el principio de la quimioterapia hasta que se recupera el nivel de leucocitos. No olvidemos preguntar al médico si este tipo de medicamento puede servir de ayuda para nuestro régimen de tratamiento.

Al igual que cualquier otro medicamento, los estimuladores de glóbulos blancos sólo son eficaces cuando tomamos una dosis correcta durante un número de días correcto. El médico determinará la dosis adecuada basándose en nuestro peso corporal. Se suele empezar a tomar un factor de crecimiento de glóbulos blancos veinticuatro horas después del último tratamiento de quimioterapia del ciclo actual. Luego se debe seguir tomándolo durante diez días. Conviene también de preguntar al médico si este tipo de medicamento puede servir de ayuda para nuestro régimen de tratamiento.

Una vez que el médico ha prescrito un medicamento para evitar un nivel bajo de glóbulos blancos, es importante seguir recibiéndolo después de cada ciclo de quimioterapia. La investigación ha mostrado que las personas que experimentan neutropenia después de un tratamiento de quimioterapia tienen más probabilidades de experimentar de nuevo neutropenia con los tratamientos de quimioterapia futuros.

Otras acciones preventivas

- Evitar por adelantado niveles bajos de glóbulos blancos.
- Lavarnos las manos a menudo durante el día.
- Limpiarnos la zona rectal suave pero aplicadamente después de cada deposición.
- Evitar las multitudes y los individuos que puedan tener enfermedades que podamos coger, como por ejemplo resfriados, varicela o gripe.
- Evitar cualquier corte en la piel: utilizar maquinilla eléctrica en vez de cuchilla para afeitarnos, procurar no arrancarnos los pellejillos de la uñas y tengamos cuidado cuando manejamos un cuchillo.
- Utilizar aceite o una loción para suavizar nuestra piel si ésta se seca o agrieta.
- Limpiarnos cualquier corte o rasguño con agua caliente y un antiséptico.

¿Sabía que?

- ¿Tanto el descanso excesivo como el insuficiente contribuye a incrementar la sensación de cansancio?
- ¿Tanto la actividad excesiva como la insuficiente puede causar sensación de fatiga?
- ¿El gasto cotidiano de energía en actividad es el regulador más potente que se conoce en el ámbito de los sistemas energéticos corporales? (En el tema de la energía, vale la frase de «o la usas o la pierdes».)
- ¿El sentirnos cansados puede hacer que nos sintamos más angustiados por otros síntomas o preocupaciones?
- ¿La manera como nos sentimos respecto a otros síntomas o preocupaciones puede causar una sensación de cansancio?

La anemia

Se produce anemia cuando el número de glóbulos rojos es más bajo de lo normal. La hemoglobina (Hgb) es una parte importante de nuestra glóbulos rojos. Con niveles normales, la hemoglobina suministra a nuestro cuerpo el oxígeno que necesita para funcionar adecuadamente. Cuando la hemoglobina es demasiado baja, pasa menos oxígeno a las células y tejidos de nuestro cuerpo, y podemos sentirnos cansados o débiles.

El cansancio relacionado con la anemia lo experimentan más de tres cuartas partes de todos los pacientes de cáncer. Más de la mitad de estos pacientes manifiestan que el cansancio asociado a la anemia afecta la calidad de su vida cotidiana más que cualquier otro efecto secundario del tratamiento, incluidos las náuseas, el dolor y la depresión. Y, lo que es más importante, si no se trata, la anemia grave puede tornar menos eficaz la terapia contra el cáncer, dificultar la terminación de la quimioterapia y producir tensión en el corazón y el sistema cardiovascular, tornando necesaria la transfusión de glóbulos rojos.

En los pacientes de cáncer, la anemia puede ser resultado de muchos factores, entre ellos la quimioterapia, el tratamiento de radiación, pérdida de sangre y deficiencia de hierro. Los tratamientos del cáncer están concebidos para destruir las células cancerígenas, pero también pueden matar o dañar células sanas, incluidos los glóbulos rojos, que transportan oxígeno a través del cuerpo. La quimioterapia puede también dificultar la producción de glóbulos rojos en la médula ósea y afectar a la función renal, incluida la producción de eritropoyetina, que estimula la producción de glóbulos rojos.

¿Cuáles son los síntomas de la anemia?

La anemia puede ser difícil de identificar, pues sus primeros síntomas suelen ser suaves. Si estamos recibiendo activamente un tratamiento contra el cáncer, debemos preguntar a nuestro oncólogo o enfermera oncológica si el tratamiento que estamos recibiendo afecta al número de nuestros glóbulos rojos.

Comuniquemos a nuestro médico todos los síntomas de anemia. Además del cansancio extremo y de debilidad, entre los síntomas de anemia más importantes figuran:

- respiración entrecortada;
- confusión o dificultad para concentrarnos;
- vértigo o mareo;
- piel pálida, incluido un tono más blanquecino en labios, encías, piel de los párpados, lecho ungueal y palmas de las manos;
- palpitaciones;
- sensación de frío;
- tristeza o depresión.

Unas veces, los pacientes dudan si decir o no a su médico lo cansados que están porque quieren que éste vea que se encuentran bien; otras, simplemente asocian el cansancio con «estar enfermos», asumen que forma parte integrante del tratamiento del cáncer, o temen que el cáncer vaya a peor. Como pacientes activos en la gestión de la anemia, deberíamos ser sinceros sobre la gravedad de nuestro cansancio y su impacto en nuestras actividades cotidianas y solicitar un análisis de sangre. Por qué sufrir innecesariamente.

¿Cómo se trata la anemia?

Los médicos diagnostican la anemia basándose en el historial médico y en análisis de sangre, entre éstos un completo recuento de glóbulos para medir el número de glóbulos rojos y la cantidad de hemoglobina que hay en la sangre. La hemoglobina normal se sitúa entre 14-18 g/dl. (gramos por decilitro de sangre) para los hombres, y entre 12-16 g/dl. para las mujeres.

El tratamiento de la anemia varía enormemente según la causa y alcance de la enfermedad. El médico nos ayudará a elegir la mejor opción de tratamiento. Si la anemia está causada por la quimioterapia, puede que el médico nos prescriba inyecciones de factores de crecimiento de glóbulos rojos para ayudarnos a producir más glóbulos rojos. Preguntemos a nuestro médico qué opción tendrá menos impacto sobre nuestras actividades cotidianas y agenda personal. Una vez que estemos en el tratamiento recomendado, dejemos a nuestro equipo terapéutico averiguar si estamos recibiendo algún alivio.

Es importante llevar la cuenta de los niveles de hemoglobina a partir de nuestros análisis de sangre regulares y compararlos con nuestro nivel de energía. Hablemos y compartamos estas observaciones con nuestro equipo médico. El cansancio relacionado con la anemia es una amenaza real. No conviene pasarlo por alto, pues puede tratarse. Hablemos con nuestro médico de lo que se puede hacer para ayudar a mejorar nuestra calidad de vida y llevemos el registro de nuestro tratamiento.

El dolor

Para muchas personas, la parte más terrible del diagnóstico de cáncer es el miedo a experimentar dolor. Pero deberíamos saber que muchas personas reciben tratamiento del cáncer sin llegar nunca a padecerlo. Ser pacientes activos significa saber hablar sobre el tema del dolor y mantener el control del dolor y del malestar de manera eficaz antes de dar lugar a la angustia

El cáncer como tal puede causar dolor de manera distinta, según los casos. Las personas con cáncer suelen tener dolor como resultado de un tumor que está ejerciendo presión sobre algún órgano. En este caso, el dolor se puede aliviar utilizando la cirugía para reducir el tamaño o cantidad del tumor, o utilizando radiación o quimioterapia para conseguir que disminuya. El cáncer también puede causar dolor cuando se extiende a los huesos y daña su estructura. Irradiar los huesos suele aliviar este tipo de dolor. El dolor también se produce cuando el cáncer ejerce presión sobre algún nervio. Entonces se suele hablar de dolor ardiente, hormigueante o punzante. A veces, para tratar dicho dolor puede utilizarse un bloqueo nervioso, con lo que se duerme la totalidad del nervio,.

Por desgracia, el tratamiento del cáncer también puede causar dolor y malestar. Ciertos tipos de quimioterapia pueden causar neuropatía (entumecimiento u hormigueo), la cual generalmente afecta a las manos o los pies. La radiación y la quimioterapia pueden causar daño a la membrana del esófago o del estómago (estomatitis), con resultado de dolor y malestar.

En general, los pacientes están frecuentemente tan preocupados por tomar demasiada medicación y volverse adictos que puede que no consigan un alivio adecuado para el dolor. Este tópico tan corriente sobre la gestión del dolor impide a muchas personas mantener un control del dolor apropiado. El dolor mal gestionado aumentará la ansiedad y el malestar, lo que a su vez intensificará las sensaciones de dolor. Por eso es importante encontrar a un profesional cualificado que trabaje con nosotros para romper el ciclo de dolor y de la angustia.

Tomar el control

Ante todo, hablemos con nuestro médico, enfermera y/o familia sobre el dolor o malestar que estamos experimentando. Admitir que tenemos dolor no es un signo de debilidad. El dolor es un estado médico que puede y debe ser tratado. Al hablar del dolor, iniciamos ya el proceso para controlarlo.

El dolor es algo difícil de describir, pero puesto que nosotros somos los únicos que podemos determinar cuánto dolor estamos sintiendo, sólo nosotros podemos hacerlo saber debidamente a nuestro médico o enfermera. Podemos describirles nuestro dolor de muchas maneras. Por ejemplo, utilizando una escala de números del cero al diez, en la que el diez equivale al pico máximo de dolor (véase la escala de intensidad).

Escala de intensidad del dolor										
0	1	2	3	4	5	6	7	8	9	10
Sin dolor					Dolor medio				Dolor extremo	

Una vez que, junto con nuestro médico, hemos identificado la causa del dolor, el siguiente paso suele ser elegir una medicación correcta. Puede haber un período de prueba y error mientras nuestro equipo terapéutico está tratando de encontrar la medicación y dosis exactas para nosotros. Los numerosos medicamentos disponibles varían en fuerza y pueden ser de acción breve (duran sólo unas horas) o larga (duran veinticuatro horas o más). Los medicamentos contra el dolor pueden administrarse en forma de píldoras, líquidos, supositorios, parches en la piel o inyecciones.

En la gestión del dolor se han producido grandes mejoras, entre ellas sistemas analgésicos controlados por el paciente en los que se facilita morfina u otro tipo de medicamento pulsando el paciente un botón. Generalmente se utilizan primero los medicamentos no narcóticos, como los fármacos antiinflamatorios no esteroidales. El dolor que persiste o aumenta es tratado a menudo con una combinación de fármacos y posiblemente con un opiáceo suave, como por ejemplo la codeína. Los fármacos o drogas más fuertes, como por ejemplo la morfina, se pueden utilizar en caso de que no sean apropiados estos otros métodos.

Para algunas personas con cáncer, son eficaces ciertos tratamientos del dolor sin fármacos. Las prácticas psicosomáticas como por ejemplo las imágenes guiadas, la relajación, los ejercicios respiratorios, la biorretroalimentación, el masaje, la acupuntura, la gimnasia suave, la terapia musical y el apoyo psicológico pueden ayudar a muchas personas. Las unidades de estimulación nerviosa electrotranscutánea pueden utilizarse también en circunstancias concretas; consisten en aplicar pequeñas e indoloras descargas eléctricas en zonas de la piel estratégicamente situadas. La aplicación de paños calientes o fríos puede también producir alivio. (Para más datos al respecto, véase capítulo 7 sobre Terapias complementarias y alternativas).

La mayoría de los pacientes obtendrán un alivio completo del dolor con una gestión apropiada. Tenemos derecho a mantener controlado nuestro dolor, cierto, pero para ello debemos dar a conocer todos nuestros síntomas a nuestro equipo terapéutico. El dolor se gestiona mejor trabajando de consuno con todo nuestro equipo terapéutico. También podemos pedir a nuestro oncólogo que nos recomiende un especialista del dolor si éste es muy fuerte y los tratamientos anteriormente probados no nos han servido de mucho.

¿Qué decir de los efectos secundarios derivados de los medicamentos contra el dolor?

Por desgracia, la medicación contra el dolor propiamente tal puede causar efectos secundarios, entre ellos náuseas, mareos y estreñimiento. La mayor parte de las personas desarrollan tolerancia a los efectos sedantes de los opiáceos, lo que significa que la medicación puede causar somnolencia al principio; pero al final esto irá disminuyendo hasta desaparecer. Tomar un ablandador fecal o un laxante –o una combinación de ambos– puede impedir el estreñimiento, otro efecto secundario potencial de los medicamentos opiáceos contra el dolor. Las náuseas pueden tratarse con una medicación ad hoc. Si esta solución no funciona, puede ser necesario buscar otros medicamentos contra el dolor.

¿Me crearán adicción los medicamentos contra el dolor?

A las personas con cáncer suele preocuparles tomar demasiados medicamentos y que éstos les «creen adicción». Esto es un tópico muy corriente sobre la medicina del dolor, que impide a muchas personas conseguir un adecuado control del dolor. La adicción es la pérdida de control asociada a la toma de un fármaco o droga. Entre las conductas que caracterizan a la adicción figuran el robo de drogas o dar dinero por conseguirlas, mentir para conseguirlas y utilizar las que son dañinas. No es ésta la conducta que suelen mostrar las personas con cáncer respecto a los medicamentos que necesitan para aliviar el dolor.

La adicción a los medicamentos contra el dolor es muy rara en personas con cáncer. En realidad, menos del uno por ciento de las personas con cáncer tratadas con analgésicos se vuelven adictas. Un dolor mal gestionado aumentará la ansiedad y la angustia, lo que a su vez intensificará las sensaciones de dolor. Es importante encontrar a un profesional cualificado que pueda trabajar con nosotros para romper el ciclo del dolor y de la angustia. Si estamos luchando para controlar nuestro dolor, preguntemos a nuestro médico o enfermera dónde encontrar a un especialista del dolor en nuestra zona.

Relación de derechos de las personas con dolor por cáncer

1. Tengo derecho a que me alivien el dolor los profesionales de la salud, los familiares, los amigos y otras personas de mi entorno.

2. Tengo derecho a mantener controlado el dolor, independientemente de cuál sea su causa o de lo intenso que pueda ser.

3. Tengo derecho a ser tratado con respeto todas las veces. Cuando necesite medicación contra el dolor, no debo ser tratado como un toxicómano.

4. Tengo derecho a que el dolor resultante de tratamientos y demás procedimientos sea evitado o al menos minimizado.

Erupciones cutáneas y otros efectos secundarios en la piel

Además de la caída del cabello, las toxicidades de la piel por el tratamiento van de sarpullidos a irritaciones y grietas pasando por erupciones tipo acné. La hiperpigmentación, o oscurecimiento de la piel, es otro efecto secundario descrito en algunas quimioterapias y tratamientos de radiación. Los cambios de color pueden advertirse en las uñas, alrededor de sitios de infusión intravenosa, las palmas de las manos y las plantas de los pies y, en algunas personas, se puede apreciar el «bronceado» de todo el cuerpo.

Otro efecto, el conocido como «síndrome de mano y pie», causa irritación dolorosa en las palmas de las manos y las plantas de los pies. A veces, éste progresa hasta producir agrietamiento y pelado. Es importante evitar el calor o presiones en esta zonas para minimizar el efecto total. Otras zonas de presión, y del dolor e irritación resultantes, se encuentran situadas en la cadera y la línea del sujetador. El empleo de cremas hidratantes a veces ayuda a reducir la intensidad.

Las erupciones cutáneas surgen a veces también con los tratamientos. Suelen ser pequeñas manchas rojas básicamente situadas en el tronco del cuerpo. A veces, la erupción es tan intensa que las manchas se funden, y entonces la piel aparece roja en toda una extensa zona. Esta erupción puede picar, producir dolor o desarrollar pústulas susceptibles de infectarse. Muchas de las nuevas bioterapias tienen efectos secundarios para la piel que pueden llegar a ser bastante intensos. La erupción con aspecto de acné es el resultado de la especial manera como funcionan las nuevas terapias; pero la erupción puede ser grave. De hecho, el riesgo de desarrollar una grave infección cutánea es importante, lo cual debe ser gestionado por nuestro médico con sumo cuidado.

Huelga decir que los efectos secundarios de algunos tratamientos para la piel pueden ser alarmantes y difíciles de abordar. Sin embargo, debemos seguir siempre las recomendaciones de nuestro médico para la gestión de cualquier problema de la piel que podamos encontrar, y comunicar asimismo a nuestro médico o enfermera el desarrollo de cualquier erupción tan pronto como aparezca. Protejamos nuestra piel contra el sol llevando un protector solar (si lo aprueba nuestro médico), camisas de mangas largas, pantalones y sombrero. Los tratamientos del cáncer pueden aumentar el riesgo de sensibilidad cutánea, siendo muchos los problemas cutáneos que empeoran con la exposición al sol.

Problemas con la coagulación de la sangre

Conviene llevar un registro de nuestras plaquetas. Si el total ha caído por debajo de las 20.000, o si notamos moratones, hemorragia nasal o dolor de cabeza, estamos corriendo riesgo de tener problemas de coagulación sanguínea. He aquí algunas recomendaciones.

- No tomar ningún medicamento sin antes consultar con nuestro médico o enfermera. Esto incluye la aspirina y los analgésicos sin aspirina (entre ellos, el acetaminofeno, el ibuprofeno y cualquier otro medicamento que podamos comprar sin receta médica).

- Evitar las bebidas alcohólicas.

- Utilizar un cepillo suave para el lavado de nuestros dientes.

- Limpiarnos la nariz soplando sin violencia en un pañuelo suave.

- Procurar no cortarnos ni pincharnos cuando usemos tijeras, alfileres, cuchillos o herramientas en general.

- Procurar no quemarnos al planchar ni al cocinar. Utilicemos guantes especiales al meter las manos en el horno.

- Evitar los deportes de contacto y otras actividades que puedan producir heridas.

- Referir inmediatamente a nuestro médico cualquier ocasión en que sangremos. Puede que necesitemos una transfusión de plaquetas de glóbulos rojos a través de una linea intravenosa o central en una clínica.

Efectos secundarios gastrointestinales

Náuseas y vómitos son los efectos secundarios que la mayoría de la gente asocia con el tratamiento del cáncer; pero, en los últimos quince años, se han dado grandes pasos en el desarrollo de medicamentos que han reducido de manera significativa nuestras probabilidades de tener problemas importantes con estos efectos durante nuestro tratamiento. Nuestro papel en cuanto a reducir las probabilidades de náuseas y vómitos consiste en seguir las instrucciones sobre la medicación que recibamos de nuestro médico o enfermera y seguir algunas de las siguientes sugerencias:

- tomar sólo comidas ligeras antes del tratamiento;
- hacer varias comidas pequeñas durante el día;
- las tostadas saladas, las galletas saladas y los cereales nos ayudarán a estabilizar nuestro estómago;
- tomar alimentos fríos e insípidos (los olores desencadenarán náuseas);
- evitar alimentos dulces, grasientos o fritos;
- masticar la comida despacio y bien para ayudar a la digestión;
- tomar líquidos después de las comidas para evitar sentirnos demasiado llenos;
- utilizar la relajación y la respiración lenta y profunda, que nos ayuden a afrontar cualquier acceso de náuseas que podamos experimentar.

Consultar con nuestro médico si las náuseas o los vómitos se han convertido en un problema. Estos síntomas se pueden tratar, aunque ello suponga intentar varias combinaciones diferentes de medicinas o de intervenciones terapéuticas.

Estreñimiento y diarrea

La dificultad para hacer de vientre es corriente en las personas que siguen un tratamiento de cáncer. Las medicinas, la cirugía, la inactividad y los cambios de dieta son otros tantos factores que pueden desencadenar cambios en la función defecatoria normal.

- Evitemos estimulantes vendidos sin receta que ayudan a hacer de vientre.
- Nuestro médico puede sugerir ablandadores fecales, o ablandadores fecales más combinaciones de laxantes para favorecer una normalización de la función defecatoria. Otra alternativa podría ser tomar suplementos de fibra; pero esto debe hablarse con el médico primero.
- Conviene ingerir grandes cantidades de fluidos (hasta ocho vasos de agua al día) para favorecer la función defecatoria. Como los zumos de fruta pueden ser demasiado dulces para nosotros, por qué no preparar una bebida mitad zumo y mitad agua, o exprimir una lima o un limón en el agua.
- Procuremos evitar consumir muchas bebidas con cafeína o sodas. Para la mayor parte de los pacientes, una bebida al día con cafeína, como por ejemplo café, té o soda, está bien, pero recordemos que la cafeína es un estimulante y por tanto dificulta nuestra capacidad para relajarnos y dormir, al tiempo que aumenta nuestro ritmo cardíaco, provoca diarreas, disminuye el apetito y causa náuseas. También puede hacer que nos sintamos nerviosos e irritables.

La diarrea, hacer una deposición acuosa tres o más veces al día, puede ser un efecto secundario grave de algunos tratamientos del cáncer. Es muy importante afrontar debidamente este problema y controlarlo rápidamente, pues los nutrientes y fluidos corporales se pierden fácilmente en un breve período de tiempo en susodicha situación. Si la diarrea es un efecto secundario del tratamiento, nuestro equipo terapéutico debatirá qué hacer, cómo abordarlo y cuándo debemos acudir si empeoramos. He aquí cómo hacerle frente al problema:

- ingerir muchos fluidos;
- tomar seis pequeñas comidas al día;
- evitar alimentos grasos y fritos;
- evitar alimentos altos en ácido, como tomates y cítricos;
- plantearnos una dieta buena y suave, por ejemplo a base de plátanos, arroz, compota de manzana y tostada.

Al igual que ocurre con otros efectos secundarios del tratamiento, deberíamos pedir unas instrucciones claras sobre cómo tomar los medicamentos para prevenir o controlar la diarrea, sobre cuándo telefonear al médico por algún problema y sobre qué esperarnos de nuestro tratamiento. Procuremos llevar la cuenta de nuestras deposiciones, pues si el número aumenta a seis veces o más no cabe duda de que debemos contactar con nuestro médico.

Practicar una buena higiene, lavándonos las manos antes y después de ir al baño, limpiarnos el trasero con una toallita de bebé o con jabón suave y agua, secándonos con cuidado, y aplicar después pomadas suaves, como el óxido de cinc o gelatina de petróleo. No tomemos ningún medicamento para controlar la diarrea sin consultar antes al médico.

La costumbre de anotar todos los alimentos o situaciones que agravan o alivian cualquiera de estos problemas nos ayudará bastante a controlar los síntomas. Si encontramos combinaciones de alimentos o intervenciones mente cuerpo correctas, nos resultará más fácil tomar el control de estos efectos secundarios. Deberíamos escribir en nuestro diario las cosas que funcionan mejor para nosotros y las cosas que debemos evitar.

Otros efectos secundarios

Podemos experimentar otros muchos efectos secundarios durante el tratamiento del cáncer, entre ellos:

- rigidez;
- pérdida de apetito;
- llagas en la boca o problemas con las encías y la garganta;

- resquemor rectal;
- ojos llorosos o resecos;
- amoratamiento o hemorragia;
- trastornos de orden sexual.

Si estamos experimentando algunos de estos efectos secundarios, o nos preocupa la manera como estamos sintiéndonos, no dejemos de ponerlo por escrito en nuestro diario, y llevar después el diario al médico. También se puede encontrar más información sobre la gestión de efectos secundarios los centros de atención.

Recordemos que no es bueno «hacernos los fuertes» ni hacer como si todo fuera a pedir de boca. El cáncer y su tratamiento suponen unos grandes desafíos a nosotros mismos y a nuestra familia. Pero, al hacernos cargo de nuestro tratamiento y de cualquier efecto secundario que podamos estar experimentando, mejoraremos la calidad de nuestra vida y sin duda potenciaremos las posibilidades de recuperación.

Plan de acción del paciente

- **Escribir en una hoja todos y cada uno de los síntomas o efectos secundarios que podamos experimentar.**
  Referir inmediatamente a nuestro médico cualquier cosa rara que notemos.

- **Contactar inmediatamente con nuestro médico o enfermera si nuestra temperatura sube de los 38 °C.**
  Puede que tengamos que ir al hospital para recibir medicación e hidratación.

- **Identificar las necesidades y pedir ayuda.**
  La familia, los amigos, los vecinos y los miembros de nuestra comunidad religiosa podrían ayudarnos trabajos y faenas como el desplazamiento, comprar en la tienda, sacar a pasear al perro, cuidar el jardín y demás labores domésticas.

- **Practicar la conservación de la energía.**
  Aprender a priorizar, regular nuestro propio ritmo, pedir ayuda a otras personas, eliminar tareas innecesarias, cambiar la manera de hacer cosas y evitar cualquier cosa que produzca estrés.

- **Anotar nuestros niveles de hemoglobina y compararlos con nuestros niveles de energía.**
  Hablar de y compartir estas observaciones con nuestro equipo terapéutico.

Capítulo 10

Cómo gestionar algunos asuntos de orden práctico

Me da rabia que la compañía de seguros tenga un poder tan grande para imponer el hospital en el que ellos quieren que se realicen las operaciones quirúrgicas; sin embargo, me alegro de tener un seguro. No tengo recibos por pagar y he conseguido saldar toda la deuda acumulada gracias al seguro complementario que me ha ofrecido mi empresa. También estoy retirando dinero anticipadamente de mi plan de pensiones.

LOUISE CAROLE, participante de
la Wellness Community del Condado de Orange

Aunque los pensamientos de los pacientes de cáncer están centrados básicamente en cuestiones de salud y recuperación, las cuestiones relacionadas con las finanzas, el seguro, asuntos jurídicos y empleo suelen seguirles muy de cerca. Y, aunque la mayor parte de los habitantes de este país tiene algún tipo de cobertura médica, muchos pacientes de cáncer temen que la enfermedad acabe con sus ahorros familiares y se preguntan si podrán seguir trabajando –o volver a trabajar– y qué tipo de cobertura por parte del seguro les está garantizada por ley.

Seguro de salud

El seguro de salud cubre los gastos médicos derivados de análisis, diagnósticos, tratamiento y recuperación de la enfermedad. Conviene conocer bien las condiciones exactas de nuestra póliza en cuanto a la cobertura de las hospitalizaciones, los tratamientos especiales o experimentales, las segundas opiniones, las medidas de diagnóstico y los cuidados a largo plazo y/o en casa. Algunas pólizas pueden cubrir el servicio de enfermera o servicios sanitarios alternativos. El conocer bien cualquier restricción en la cobertura de la atención sanitaria nos evitará más de un chasco y de facturas médicas suplementarias.

Las empresas del seguro de salud están viviendo estos últimos diez años en un constante estado de cambio a medida que los diferentes tipos de planes de atención gestionada van sustituyendo al seguro de indemnización tradicional, que cubría cualquier médico u hospital que visitara el paciente.

Un término y concepto relativamente nuevo en la atención sanitaria es el de *gestión de casos,* por la que se entiende un enfoque planificado para gestionar servicios y tratamientos para las necesidades sanitarias específicas de un individuo. El objetivo es suministrar intervenciones eficaces para hacer frente a estas necesidades al mismo tiempo que se contienen los gastos.

Mucho se ha hablado recientemente sobre el acceso al tratamiento para pacientes con cáncer. Al mismo tiempo que todos nosotros estamos preocupados por controlar los gastos sanitarios, nadie quiere que se le niegue acceso a unos análisis y tratamientos adecuados. Si se nos niegan los pagos, lo mejor que podemos hacer es trabajar con nuestro médico y/o unidad de tratamiento con el fin de volver a solicitar unos pagos adecuados.

Tipos de seguros de salud

Existen numerosas aseguradoras que suministran, ofrecen u organizan una amplia gama de servicios de atención sanitaria que tienen como objeto cubrir a un grupo específico de asegurados a cambio de un prepago fijo, periódico. Generalmente todos los gastos están cubiertos –a veces con un pequeño copago– mientras conseguimos una adecuada derivación a un especialista fuera de la seguridad social. Sin embargo, puede resultar difícil obtener cobertura para una segunda o tercera opinión o tratamiento por parte de una compañía de atención sanitaria que se escape de su grupo médico y hospitalario.

En otras ocasiones son los seguros tradicionales, en los que los médicos y otros proveedores son pagados mediante un recargo por cada visita o servicio suministrados. Si bien las pólizas de indemnización suministran la mejor cobertura en términos de flexibilidad, suele exigirse un copago para las visitas al médico y los medicamentos.

Existen otras pólizas en las que el paciente puede elegir a su médico en una lista de «facultativos asociados» y no necesita ninguna derivación antes de buscar opiniones o tratamiento adicionales. Sin embargo, si tomanos la decisión de ver a un médico o buscar hospitalización en un centro fuera de la red, el copago será importante.

Recuerdo haber pensado (al recibir el diagnóstico) que, si debía morir, se me negaría la oportunidad de ver crecer a mis hijos y que todos los planes y sueños que teníamos mi mujer y yo quedarían en agua de borrajas. Cada pensamiento que tenía era peor y más trágico que el anterior. Sin embargo, incluso en esos primeros momentos, un pensamiento consiguió penetrar en mi tristeza generalizada y proporcionarme solaz y paz mental: aunque pudiera morir, y mi mujer y mis hijos quedar destrozados emocionalmente, al menos mi seguro de vida impediría que sus vidas quedaran también destrozadas materialmente.

DREW VAN DORF, participante de
la Wellness Community de Delmarva

Obtener el seguro de vida adecuado

Las siguientes sugerencias pueden aumentar las posibilidades de un superviviente de cáncer de obtener un seguro de vida adecuado:

- Buscar grandes compañías que evalúen con exactitud el tipo y fase de nuestro cáncer.

- Pedir estimaciones a varias compañías. Una manera eficaz de hacer esto es tener un agente independiente (que no trabaje para una compañía concreta) que busque entre las compañías de nuestra zona el mejor plan posible para nuestras necesidades. El departamento de seguros estatal nos puede facilitar un listado con todos los agentes de seguros autorizados en nuestra zona.

- Si no podemos conseguir una póliza de seguro de vida con prestaciones plenas por fallecimiento, planteémonos una póliza por tramos. Si fallecemos por cáncer en los primeros cinco años de la póliza –generalmente tres años–, una póliza por tramos sólo devuelve a nuestros beneficiarios nuestra prima más parte del valor nominal de la póliza. Si fallecemos después de transcurrir el período de carencia, la compañía pagará el importe completo de la póliza.

- Tratemos de conseguir un seguro de vida mediante un plan de grupo. Muchos empresarios y organizaciones que ofrecen seguros de salud en grupo ofrecen también seguros de vida en grupo. La compañía de seguros no hace una evaluación individual de la salud de cada miembro del plan de un grupo grande; sin embargo, nuestra salud puede ser estudiada si participamos en un plan con un número de miembros reducido (por ejemplo, si pertenecemos a una plantilla de treinta trabajadores). Si nuestra salud es estudiada aparte, puede que nos excluyan del plan, se nos nieguen prestaciones plenas o se nos exija pagar una prima suplementaria.

Contratos de viáticos

Un contrato de viáticos es una opción en la que el paciente vende su póliza de seguro de vida por un porcentaje del valor total nominal. Esto nos permite recibir una cuantiosa suma de dinero, que podemos utilizar enteramente a discreción. Vendiendo una póliza de seguro de vida a una compañía especializada en suministrar contratos viáticos podemos obtener dinero de manera fácil y rápida en caso de necesitar ayuda financiera de manera urgente.

Empleo y cuestiones jurídicas

Mientras que muchas personas con cáncer se sienten incapaces de seguir con sus empleos normales durante el tratamiento, a otras les parece que mantener en lo posible su ritmo de vida «normal» es sumamente positivo. Si nos sentimos capacitados para trabajar, probablemente no exista ninguna razón para que no debamos hacerlo.

Muchos supervivientes de cáncer necesitan alguna rehabilitación física antes de poder volver a sus antiguos puestos de trabajo o de empezar un trabajo nuevo. Entre los varios tipos de rehabilitación física que podrían ayudarnos figuran los siguientes: terapia física para conseguir fuerza y movilidad, terapia ocupacional para aumentar la fuerza y la coordinación del cuerpo y para evaluar la capacidad para volver a las actividades cotidianas, y asesoramiento sobre una rehabilitación que nos ayude a hacer frente al impacto emocional de la discapacidad. La rehabilitación laboral puede necesitarse si decidimos buscar un tipo de trabajo diferente al que teníamos antes del cáncer.

La Wellness Community transformó mi vida de soledad y deses-peración en una vida de esperanza y compasión. Creo que el cán-cer no es sólo una enfermedad física, sino que además afecta a to-das las facetas de la vida. Yo pasé de ser una mujer de negocios rica a encontrarme de repente sin ingresos, esperando tener dere-cho a la discapacidad mientras recompongo mis esquemas y re-defino qué es bienestar para mí.

JUDITH TARBELL, participante de
la Wellness Community del Condado de Orange

Buscar asistencia jurídica

Si creemos que hemos sufrido discriminación en el empleo o en asuntos re-lacionados con el seguro, puede que decidamos buscar el consejo de un abogado. En tal caso, es sumamente aconsejable contactar con alguien que esté especializado en asuntos laborales o de seguros y que tenga experien-cia trabajando con personas con cáncer.

Si necesitamos a un abogado, pero no podemos pagar sus honorarios, un consejo útil es buscar ayuda jurídica, por ejemplo en las oficinas de servi-cios jurídicos de las asociaciones existentes en cada país.

Papeles importantes

Si bien es cierto que la mayor parte de las personas con cáncer se recuperan y viven muchos años después de sus tratamientos iniciales, el temor a que su salud vaya en declive puede hacer que se piense en testamentos norma-les y testamentos vitales o «en vida». Las personas tienen derecho jurídico y moral a decidir qué tipo de tratamiento médico quieren cuando estén gra-vemente enfermas y se espere su muerte. Asimismo, tienen derecho a elegir a la persona que tome decisiones en su lugar cuando ya no estén en condi-ciones de hablar o pensar con claridad y a designar quién se quedará con su patrimonio después de fallecer. El *testamento* es un documento jurídico ge-neralmente redactado con el asesoramiento de un abogado, donde se espe-cifica el reparto de las propiedades de una persona después de su muerte.

Este documento determina quién se quedará con el dinero y pertenencias de la persona y quién será responsable de los hijos menores de edad de dicha persona en ausencia del otro progenitor.

El *testamento vital* es un término general que se refiere a nuestras instrucciones orales y escritas sobre nuestra futura atención médica en caso de que quedemos incapacitados para hablar. En él se pone por escrito los deseos respecto al tratamiento médico si llegara el momento en que ya no pudiera expresar estos deseos verbalmente. La mayor parte de los países aceptan un testamento vital redactado anticipadamente por el paciente; sin embargo, las leyes relativas a la redacción y cumplimiento de dicho documento varían según el país. El poder médico legal es un documento que nos permite nombrar a alguien en quien confiamos para que tome decisiones sobre nuestra atención médica en caso de que no podamos tomar estas decisiones por nosotros mismos. Este tipo de directriz anticipada puede llamarse también «atención médica por procuración» o «nombramiento de un agente de atención sanitaria». La persona nombrada suele llamarse agente de nuestra atención médica, sustituto, abogado de hecho o representante.

En muchos países, la persona nombrada mediante un poder legal médico queda autorizada a hablar por nosotros en el momento en que quedemos incapacitados para tomar decisiones médicas por nosotros mismos, no sólo al final de la vida. Es importante elegir a la persona que tenga más probabilidades de llevar a cabo nuestros deseos; a veces, el cónyuge o un familiar próximo pueden no ser las personas ideales por estar demasiado involucradas emocionalmente. Asegurémonos de que nuestro sustituto, delegado o agente tiene acceso a las directrices firmadas y de que nuestro oncólogo conserva una copia también.

Cuando se trata de resolver asuntos de orden práctico, el hablar de todas nuestras decisiones con miembros próximos de la familia, amigos íntimos, consejeros espirituales y suministradores de atención sanitaria suele minimizar la confusión y ayudar a todos los involucrados a sentirse más cómodos con cualquier decisión que tomemos.

Plan de acción del paciente

- Revisar nuestra póliza de seguro para familiarizarnos con el tipo de póliza que es y con lo que cubre exactamente.

- Anotar esmeradamente todos los gastos relacionados con el tratamiento médico, incluidos los desplazamientos, pues el seguro de gastos médicos mayores podría cubrir algunos gastos no cubiertos por el plan de hospitalización.

- Rellenar cualquier impreso de reclamación exigido y archivarlo cuanto antes. En caso necesario, pedir ayuda para rellenar nuestros impresos de la consulta médica, del asistente social hospitalario o de la agencia de atención a domicilio.

- Guardar copias de todo lo entregado, así como de todo lo pagado con derecho a devolución.

- Seguir haciendo a la compañía aseguradora cualquier pregunta que se nos ocurra sobre reclamaciones interpuestas.

- No dejar que expire nuestra póliza del seguro.

- Trabajar con un abogado experimentado para redactar nuestro testamento y directrices anticipadas, incluido nuestro testamento vital y el poder legal médico.

Parte III

Realizar la conexión mente, cuerpo y espíritu

Capítulo 11

Vivir con cáncer

Soy, sin duda alguna, más humilde. Soy más dulce, no abrumo a los demás con mis problemas personales ni creo que todo deba hacerse a mi manera. No me tomo demasiado en serio a mí misma ni a los demás. Me expreso de manera diferente, y estoy más en contacto con Dios. Me río más, amo más y siento más. Cosas de la vida.

ALICE JUNE TRIBBLE, participante de
la Wellness Community de Gran Cincinati/Kentucky Norte

A pesar de los progresos realizados en la temprana detección y tratamiento de muchos cánceres, el diagnóstico puede infundir temor y angustia en el paciente. El cáncer puede trastocar la vida cotidiana, la familia, el trabajo, los estudios, las amistades y las finanzas. En general, según ha demostrado la investigación, entre el veinticinco y el treinta por ciento de los pacientes recién diagnosticados y recurrentes experimentan elevados niveles de desasosiego emocional, y hasta un cuarenta y siete por ciento reciben un diagnóstico psiquiátrico.

A veces, el tipo y gravedad del cáncer y/o su tratamiento pueden crear desasosiego emocional en un individuo con cáncer y en sus seres queridos. Por ejemplo, según un estudio publicado recientemente, las personas con cáncer de pulmón, como grupo, experimentaron los niveles más elevados de desasosiego emocional, seguidas por las personas con tumores cerebrales o cáncer pancreático. Este estudio y otros demuestran la necesidad de servicios de apoyo para personas con cáncer, al tiempo que incide en la necesidad de análisis psicosociales para determinar el nivel de desasosiego y el riesgo de dificultades emocionales en personas con cáncer. Así como los científicos están trabajando para descubrir cómo detectar antes el cáncer, a los profesionales de la oncología psicosocial les gustaría ayudar a identificar muy pronto en nuestro diagnóstico posibles muestras de desasosiego emocional u otras cuitas psicosociales con objeto de que podamos conseguir el apoyo necesario para poder participar activamente en el tratamiento y mantener la calidad de vida durante el período del cáncer y con posterioridad.

¿Qué es el desasosiego?

Ante todo, el desasosiego tiene dimensiones muy diferentes. No es fácil describirlo como una sola reacción emocional o física. El desasosiego, si atendemos a una persona con cáncer, se centra en describir o medir las desagradables experiencias emocionales que pueden perturbar el normal funcionamiento cognitivo, conductual, social, emocional y espiritual, pudiendo también entorpecer la capacidad de la persona para hacer frente de manera eficaz al cáncer, a sus síntomas físicos y a su tratamiento.

El desasosiego se extiende a lo largo de todo un proceso, que va de sentimientos corrientes de vulnerabilidad, tristeza y miedo a problemas que pueden resultar más invalidantes, como por ejemplo la depresión, la ansiedad, el pánico, el aislamiento social y la crisis existencial y espiritual.

Según las pautas para la gestión del desasosiego de la National Comprehensive Cancer Network (Red Nacional Integral del Cáncer), «el desasosiego debería ser reconocido, supervisado, documentado y tratado con prontitud en todas las fases de la enfermedad. Todos los pacientes deberían ser analizados en busca de un posible desasosiego en su visita inicial, en intervalos adecuados y siguiendo las indicaciones clínicas, especialmente los cambios en la condición de la enfermedad (remisión, recidiva, progreso). Los análisis deberían identificar el nivel y la naturaleza del desasosiego. El desasosiego debería evaluarse y abordarse según las pautas de la práctica clínica».

La doctora Jimmie Holland y sus colegas han desarrollado e investigado una herramienta sencilla llamada termómetro del desasosiego con objeto de ayudar a personas con cáncer, así como a sus cuidadores y a los profesionales de la atención sanitaria, a determinar mejor su desasosiego y tratarlo de manera eficaz. En dicho termómetro se nos pide que cuantifiquemos, en una escala del cero al diez, nuestro nivel global de desasosiego durante la semana anterior, incluido el día de la revisión. Un resultado de cuatro o más por cada concepto revela un importante nivel de desasosiego, que sugiere que nos convendría buscar apoyo por parte de nuestro equipo terapéutico.

Además, también podemos identificar partes concretas de nuestra vida que nos hayan causado desasosiego durante la última semana. La herramienta contiene treinta y tres ítems, divididos en cinco grandes categorías, a saber, problemas de orden práctico, problemas familiares, problemas emocionales, preocupaciones espirituales/religiosas y problemas físicos.

Herramienta para medir el desasosiego

Instrucciones: por favor, rodeemos primero con un círculo el número (0-10) que mejor describa cuánto desasosiego hemos estado padeciendo la última semana, incluido el día de hoy. En segundo lugar, indiquemos más abajo si cualquiera de los siguientes conceptos ha constituido un problema para nosotros durante la última semana, incluido el día de hoy. Asegurémonos de marcar SÍ o NO en cada caso.

0   1   2   3   4   5   6   7   8   9   10

SÍ	NO	PROBLEMAS DE ORDEN PRÁCTICO	SÍ	NO	PROBLEMAS FÍSICOS
O	O	cuidado de los niños	O	O	aspecto
O	O	vivienda	O	O	baño/vestido
O	O	seguro	O	O	respiración
O	O	transporte	O	O	cambios al orinar
O	O	trabajo/estudios	O	O	estreñimiento
SÍ	**NO**	**PROBLEMAS FAMILIARES**	O	O	comida
O	O	trato con los hijos	O	O	diarrea
O	O	trato con la pareja	O	O	cansancio
SÍ	**NO**	**PROBLEMAS EMOCIONALES**	O	O	notarnos hinchados
O	O	depresión	O	O	fiebre
O	O	miedos	O	O	moverse
O	O	nerviosismo	O	O	indigestión
O	O	tristeza	O	O	llagas en la boca
O	O	preocupación	O	O	náuseas
O	O	problemas sexuales	O	O	nariz reseca/congestionada

SÍ	NO	PREOCUPACIONES ESPIRITUALES/RELIGIOSAS	O	O	dolor
O	O	pérdida de fe	O	O	piel reseca/picores
O	O	relación con Dios	O	O	sueño
O	O	pérdida de sentido/objeto de la vida	O	O	hormigueo manos/pies

Otros problemas:

Fuente: Jimmie Holland, doctora en medicina.

Cómo abordar la sensación de depresión

Las personas que tienen que hacer frente al cáncer pueden experimentar toda una gama de emociones, desde la ira, la alegría y la esperanza hasta la tristeza y la desesperación.

Unas veces, llorar y expresar nuestra tristeza puede ser bueno para aguantar las duras emociones que pueden sobrevenirnos con el diagnóstico. Pero otras veces puede que nos sintamos tan mal que perdamos el interés por las cosas que solían hacernos felices. Puede que nos entren ganas de pasar todo el día en la cama y de dejar de contar con los amigos y los familiares, prefiriendo en cambio permanecer solos en medio de nuestra amargura.

Si empezamos a sentirnos así, puede que estemos padeciendo una enfermedad psicológica llamada depresión. La depresión y el desasosiego emocional pueden hacer que nos resulte más difícil hacer frente a los síntomas físicos de nuestro cáncer y a nuestro tratamiento en general. El desasosiego a largo plazo, con la depresión y la ansiedad que conlleva, podría incluso afectar a nuestro sistema inmunológico, haciendo que le resulte más difícil a nuestro cuerpo combatir la enfermedad. Son muchas las personas con cáncer que experimentan algún grado de depresión; pero, afortunadamente, hay también muchos tratamientos eficaces para tratar esta enfermedad.

El primer paso, y el más importante, para tratar la depresión es reconocer que existe un problema, y pedir ayuda. Si creemos que podemos estar padeciendo depresión, hablemos con nuestro médico, asistente social o consejero profesional, y contémosle cómo nos os sentimos, de manera que pueda ayudarnos a encontrar una solución y consigamos sentirnos mejor.

Dominar la presión

Las personas con cáncer y sus familiares sufren una gran presión para en-frentarse de manera racional y eficaz a los tratamientos, efectos secundarios y angustias que acompañan al diagnóstico. Todos los pacientes de cáncer, en cualquier fase de la enfermedad, independientemente del tipo del trata-miento, se enfrentan a cuestiones que causan algún nivel de desasosiego.

El impacto psicológico del cáncer puede variar considerablemente entre los individuos, según el alcance de la enfermedad, la situación personal y la personalidad de cada cual. Vivir con cáncer y someternos a un tratamiento puede afectar nuestra capacidad para seguir con el ritmo de vida habitual y contribuye a producir cambios en los roles familiares, así como una drásti-ca reducción de los recursos económicos y una parecida disminución de la autoestima. En la Wellness Community, las personas con cáncer aprenden que, trabajando todos juntos, podemos superar las preocupaciones emocio-nales más corrientes asociadas al cáncer.

Aunque el desasosiego emocional es bastante corriente, es un efecto se-cundario del cáncer frecuentemente pasado por alto. Muchas personas du-dan a la hora de compartir sus preocupaciones con otras personas por temor a que éstas las consideren «débiles» o piensen que no tienen una «actitud positiva». En realidad, lo normal es que las personas que están haciendo frente al cáncer experimenten toda una gama de emociones.

El desasosiego emocional puede ir desde la sensación corriente de vul-nerabilidad, la tristeza y el miedo a la recidiva o a la muerte hasta problemas mucho más invalidantes, como por ejemplo la depresión clínica, la ansie-dad intensa o el pánico. El desasosiego emocional puede afectar a nuestra capacidad para llevar a cabo actividades cotidianas y para participar activa-mente en nuestro tratamiento. También puede hacer que los síntomas físi-cos se agraven o tengan un impacto negativo en el resultado del tratamiento.

Los efectos secundarios derivados del tratamiento del cáncer pueden contribuir al desasosiego emocional que experimentamos junto con nuestra familia. Cuando los efectos secundarios dificultan las actividades cotidia-nas o trastornan el plan del tratamiento, podríamos volvernos más ansiosos

todavía y perder la confianza en poder hacer frente a los rigores del tratamiento. Los efectos secundarios del tratamiento y el bienestar psicológico
deberían abordarse de manera simultánea para maximizar nuestra capacidad para hacer frente al cáncer y superarlo tanto física como emocionalmente.

Se necesita un tiempo para aceptar el diagnóstico de cáncer y para comprender lo que esto va a significar, tanto para nosotros como para nuestra familia. Las reacciones de cada cual pueden diferir y variar con el paso del
tiempo. Pero no estamos solos. Otras muchas personas con cáncer comparten también estas sensaciones y preocupaciones, y a veces ayuda mucho hablar con otras personas que se están sometiendo también a tratamiento.
Convirtiéndonos en pacientes activos, podremos recuperar una sensación
de control sobre nuestro tratamiento y nuestra vida, y podremos encontrar
esperanza y sentido a lo largo de toda nuestra experiencia con el cáncer.

¿Cuáles son las fases del desasosiego emocional?

Aunque puedan variar bastante las reacciones emocionales al diagnóstico,
al tratamiento y a los efectos secundarios del cáncer, algunas son bastante
corrientes. Antes de recibir nuestro primer tratamiento, puede que sintamos
que nadie comprende lo que estamos padeciendo. En este momento es importante reunir toda la información posible y charlar con alguien que se
haya sometido a un tratamiento.

Hacia la mitad del tratamiento, puede que nos sintamos abrumados, incluso incapaces de hacer frente a las responsabilidades cotidianas. Ésta es
una reacción normal, que a menudo refleja la presión sobre nuestra energía
física y emocional que sentimos al hacer frente al tratamiento y a nuestra situación.

Al terminar el tratamiento, puede que nos sintamos abandonados por
nuestro equipo terapéutico y demás personal que estuvo involucrado con
nuestro tratamiento, o que sintamos ansiedad ante la posibilidad de que
vuelva el cáncer. Durante todo este tiempo, a nosotros y a nuestros cuidadores nos puede parecer que un grupo de apoyo puede sernos beneficioso para
obtener información valiosa y sentirnos menos solos en la transición entre
estar enfermos y vivir bien después del cáncer.

La ira es también una reacción normal y saludable ante la realidad de tener cáncer. Es una emoción que puede surgir durante nuestras interacciones

con los miembros del sistema sanitario o con nuestra propia familia. Si, al igual que tantas otras personas, fuimos educados para juzgar negativamente las manifestaciones de ira, puede que nos sintamos culpables y tratemos de negar estos sentimientos. Sin embargo, expresar la ira de una manera productiva y sensata puede impedir que se amontonen emociones y desemboquen virtualmente en problemas emocionales más serios, como por ejemplo la hostilidad, la irresponsabilidad u otros e impulsos negativos.

Encontrar una manera de HACER FRENTE (COPE en inglés)

Según la revista *Journal of Psychosocial Oncology,* el modo de COPE (HACER FRENTE en castellano), basado en un enfoque de resolución de problemas metódico, es una herramienta muy útil para cuando experimentemos desasosiego psíquico. He aquí cómo funciona:

C: Creatividad en la resolución de problemas: se puede lograr buscando buenas ideas en grupo:

O: Optimismo, o centrarnos en lo positivo.

P: Planificar maneras fáciles de hacer frente a nuestras emociones.

E: Expertos que nos informen; esta información deberíamos buscarla siempre que la necesitemos.

El estrés y el sistema inmunológico

La psiconeuroinmunología (PNI) es una disciplina científica moderna que estudia el vínculo entre la mente y el cuerpo: cómo determinados pensamientos, sentimientos y actitudes afectan positiva o negativamente a la enfermedad o a la salud. El programa de The Wellness Community vincula los hallazgos de la PNI con su aplicación al apoyo psicosocial. Desde el principio, el concepto y programa de paciente activo de la TWC radican en la aplicación de los hallazgos de la psiconeuroinmunología.

En este ámbito de la PNI, los científicos creen que el estrés que no remite a largo plazo reduce o disminuye el impacto positivo del sistema inmunológico, mientras que las emociones positivas potencian dicho sistema. Como la primera línea de defensa contra el progreso de la enfermedad es el sistema inmunológico, potenciar su fuerza reduciendo el estrés y aumentando las emociones positivas mejora , como mínimo, nuestra calidad de vida y puede incluso incrementar nuestras posibilidades de recuperación.

Otras técnicas de reducción del estrés

Al parecer, existen varias maneras de hacer frente activamente al cáncer que no sólo mejoran la calidad de vida, sino que además pueden potenciar la función inmunológica. He aquí algunas de ellas:

- Controlar el estrés mediante la relajación muscular, la meditación u otros métodos para reducir el estrés.

- Estrategias de resolución de problemas, especialmente a la hora de tomar decisiones difíciles sobre el tratamiento.

- Domeñar los efectos secundarios del tratamiento, especialmente el cansancio y el dolor.

- Controlar la depresión persistente y asegurarnos de que es debidamente tratada.

Al hilo de esta posibilidad, y especialmente de la noción de potenciar la fuerza del sistema inmunológico reduciendo el estrés, nos asaltan de manera inmediata varias preguntas:

- ¿Cuáles son nuestros factores estresantes más importantes?

- ¿Qué emociones son positivas y deberían ser fomentadas?

- ¿Cuáles son negativas y deberían refrenarse?

- ¿Qué factores estresantes deberían reducirse?

El año pasado, progresé... consiguiendo aceptar mi situación y formar comunidad con los demás. Los temores aún siguen ahí, por supuesto; pero son mucho más fáciles de controlar gracias al intercambio abierto con otras personas que se encuentran en circunstancias parecidas..., y han disminuido con el convencimiento de que todos juntos podemos tener más fuerza. El grupo de amigos se ha vuelto una gran familia, cuyos miembros avanzan, avanzamos, hacia la recuperación.

VIRGINIA L. MOORE, participante de
la Wellness Community de Arizona Central

La expresión de las emociones

Otro nuevo descubrimiento en el ámbito del cáncer ha sido fruto de la investigación sobre la expresión emocional. Esta investigación se ha aplicado a personas que participan en grupos de apoyo al cáncer y a grupos de apoyo de cariz profesional parecidos a los que ofrece la Wellness Community. A lo largo de los últimos veinticinco años, la oncología psicosocial se ha propuesto incorporar los nuevos hallazgos de la investigación a la manera de aplicar los programas y servicios de apoyo emocional.

A través de la investigación oncológica, los profesionales de la oncología han aprendido que la expresión de las emociones es un componente importante a la hora de hacer frente al diagnóstico y tratamiento del cáncer. En concreto, han aprendido que las emociones negativas primarias –miedo, ira y tristeza– son normales y adaptativas. La investigación ha mostrado que el proceso de acceder a las emociones, expresarlas, integrarlas y enmarcarlas de nuevo dentro de un grupo de apoyo mejora la *calidad de vida.* Por el contrario, el reprimir estas mismas emociones puede conducir a la agresividad, la hostilidad y a otros impulsos irresponsables y negativos.

Domeñar la conducta hostil, impulsiva, irresponsable e insensata está asociado positivamente con mejor calidad de vida, así como con unos niveles de desasosiego más bajos y un mejor funcionamiento social. No se debería confundir domeñar con reprimir nuestras emociones; reprimir las emociones está asociado con una salud mental negativa.

Para una salud mejor, ¡manifestémonos!

Aprender a expresar toda una gama de emociones dentro de un grupo de apoyo puede conducir a:

- La disminución de la hostilidad.
- Una mayor autoconfianza y afirmación personal.
- Mayores expresiones de apoyo, empatía, interés y humor.
- Una mejor salud física y un mejor funcionamiento fisiológico.

Si logramos perfilar estos aspectos, conseguiremos también equilibrar la expresión de las emociones fuertes sin enajenarnos a los demás, especialmente a familiares y amigos.

> *Yo pasé de trabajar muchísimo a formar parte de la categoría de los discapacitados... Esto sí que es un cambio cien por cien. El cáncer me apartó también de la caza –algo que me encantaba– y me impidió hacer las faenas de la casa.*

> KARL M. JACKSON, participante y galardonado con la medalla al coraje de la TWC, The Wellness Community de Filadelfia

El desafío de la «actitud positiva»

A las personas con cáncer hace tiempo que se les viene diciendo que tener una actitud positiva incrementa sus posibilidades de supervivencia. Pero ¿es cierta semejante afirmación? ¿Es realmente tan importante tener una actitud positiva con el fin de batallar contra el cáncer y mejorar los resultados? E, inversamente, ¿significa una actitud negativa un peor resultado o una muerte más temprana? La respuesta a ambas preguntas es: no necesariamente.

Según un estudio realizado en el 2004 por Penelope Schofield y sus colegas en el Peter MacCallum Cancer Centre de Melbourne, Australia, en el que participaron doscientas cuatro personas con cáncer de pulmón, no había *ninguna prueba* de que un alto nivel de optimismo antes del tratamiento potenciara la supervivencia. Sin embargo, el estudio subrayaba la importancia del optimismo con relación a la calidad de vida. Los pacientes que eran más optimistas estaban también menos deprimidos y tenían más probabilidades de seguir a rajatabla el tratamiento.

Existe otro tipo de obras que van más allá de fijarnos simplemente en la actitud positiva y se centra en su fundamento biológico, estudiando la función inmunológica y las hormonas del estrés. Hasta ahora, los hallazgos son parecidos al estudio de Schofield en cuanto que indican que lograr domeñar la situación no equivale necesariamente a tener una visión positiva de las cosas o a esforzarnos por mantener un talante alegre. Antes bien, el someter la situación de una manera familiar para nosotros (lo que podría implicar cualquier cosa desde aliviar el estrés hasta hacer ejercicio, puede resultar beneficioso). De hecho, si se es un cascarrabias por naturaleza, entonces seguir siendo un cascarrabias puede ser la mejor ayuda para reducir el estrés, reforzar el sistema inmunológico y, posiblemente, favorecer el éxito del tratamiento del cáncer propio.

Esta nueva investigación no sólo se centra en la tendencia del paciente a ver el vaso medio lleno o medio vacío ni en cómo estas actitudes pueden influir en resultados de supervivencia. Los investigadores están examinando también cómo diferentes estilos de domeñar la situación pueden afectar a indicadores biológicos de capacidad para luchar contra la enfermedad, como por ejemplo los ritmos de cortisona (medidas de niveles de estrés) y los recuentos de células asesinas naturales (medidas de reacción inmunológica). Con una mejor comprensión de estas variables biológicas, puede haber maneras (como por ejemplo la relajación muscular, ejercicios para la reducción del estrés o la resolución de problemas) para ayudar a los pacientes a mantener el estrés y las células asesinas naturales a niveles que mejoren las probabilidades de una mayor supervivencia.

En esta línea, los investigadores están midiendo los niveles de cortisona en la saliva de varias mujeres y contando los glóbulos blancos para averiguar si existe alguna relación entre los niveles de cortisona y el sistema inmunológico. En un estudio en curso, publicado previamente en el 2000 en la revista *Journal of the National Cancer Institute,* los investigadores descubrieron que las pacientes cuyos niveles de cortisona eran planos y no seguían las pautas normales de declive a lo largo del día morían antes que las mujeres con niveles de cortisona normales, fluctuantes. Este hallazgo, creen los investigadores, indica que una intervención psicológica puede favorecer la propia capacidad de lucha contra la enfermedad; en el pasado, esta noción ha venido insistiendo en la necesidad de tener una actitud positiva.

Los investigadores están dándose cuenta ahora de que cada persona hace frente al estrés de manera muy distinta. Los individuos necesitan identificar soluciones que sintonicen con sus temperamentos y personalidades naturales. El siguiente paso a dar es descubrir los mecanismos que permitan a los pacientes mantener sus niveles de cortisona y sus células asesinas naturales a niveles óptimos, y que les permitan también, es de esperar, alargar su supervivencia. Para algunos pacientes, esto puede ocurrir siendo poco colaboradores y desagradables en vez de mostrando una actitud positiva, siempre y cuando ésta se su estrategia normal de hacer frente al estrés.

Por ejemplo, en la Universidad del Estado de Ohio un estudio en curso está midiendo no sólo los índices de supervivencia, sino también las reacciones endocrinas y los marcadores de inmunidad biológicos. Las mujeres que participaron en el estudio, todas ellas con diagnóstico similares de cáncer de mama, están aprendiendo relajación muscular, resolución de problemas y técnicas para administrar el tiempo. Están asimismo realizando cambios dietéticos, como por ejemplo reducir la ingesta de alimentos grasos, aumentar la fibra y hacer ejercicio, todo con la esperanza de que algunos métodos favorezcan su capacidad para luchar y, al final, lograr vencer la enfermedad.

En una palabra, que a las personas con cáncer se les debería alentar a desarrollar expectativas realistas respecto a su enfermedad, de manera que puedan tomar decisiones acertadas sobre su atención sin sentirse presionadas a ser ciegamente positivas. La distinción importante es que el optimismo no debería excluir la tristeza, la ira, la pena, la desolación y el dolor. Podemos decidir seguir haciendo frente a todos estos sentimientos, sabedores de que el resultado no está bajo nuestro control personal.

> *Yo creo que mi encuentro con esta enfermedad fue una bendición en muchos aspectos, pues me ayudó a ver lo que es realmente importante en la vida: el amor a la familia, los placeres sencillos que proporciona el estar vivos, la belleza de la naturaleza y conocer a mucha gente maravillosa que nunca habría conocido y que se ha convertido en un hito a lo largo de mi caminar. Como resultado de todo lo cual, me presenté como voluntaria a la Wellness Community de Nueva Jersey Central y a la Sociedad Americana del Cáncer.*

CHRISTINE SALEMI, participante de
la Wellness Community de Nueva Jersey Central

¿Existe alguna diferencia entre optimismo y esperanza?

El doctor Jerome Groopman, autor de *The Anatomy of Hope (Anatomía de la esperanza),* abundando en la idea expuesta en el título, explica que una actitud positiva, es decir, el optimismo, es el convencimiento de que «todo va a salir de la mejor manera posible». Pero la vida no es así. A veces ocurren cosas malas a gente maravillosa. La esperanza, en cambio, no hace ese razonamiento, sino que evalúa de manera clarividente todos los problemas, desafíos u obstáculos. Mediante la información y la educación, la persona esperanzada busca y encuentra un posible camino realista para un futuro mejor, un futuro que a menudo es desconocido y desconocible, pero que es constantemente reevaluado sobre la base de nuevas informaciones. Una persona con verdadera esperanza experimentará una amplia gama de emociones, entre ellas miedo, ira y tristeza, y tratará de seguir avanzando en medio de todas las dificultades.

En la Wellness Community entendemos que la esperanza es algo que los participantes se dan unos a otros. Después de todo, no hay persona a la que un paciente con cáncer quiera ver más que a un superviviente de cáncer. El poder tomar decisiones pragmáticas frente al cáncer sobre la base de estar bien con otros que saben qué es lo que nosotros estamos sufriendo es un ingrediente esencial de la Wellness Community. Los participantes aprenden unos de otros y juntos pueden aumentar su esperanza y reducir parte de su estrés asociado al cáncer. Si no es posible una supervivencia más larga, entonces es razonable esperar otros resultados importantes, como esperar una muerte pacífica o la resolución de algún conflicto familiar. Obtener información y apoyo de otras personas con cáncer puede conducir a reacciones positivas tanto inmunológicas como de la hormona del estrés.

Plan de acción del paciente

- **La depresión es una enfermedad médica.**
  Es una enfermedad asociada a un desequilibrio químico en nuestro cerebro. Existen medicamentos que pueden restaurar dicho equilibrio y hacer que nos sintamos mejor.

- **Admitir que estamos deprimidos no significa que seamos débiles o que seamos unos llorones o quejicas.**
  La depresión es una enfermedad muy seria, que no deberíamos tratar por nosotros mismos. Se necesita valor y fuerza para reconocer que necesitamos ayuda y para conseguir tratamiento.

- **Reconocer el vínculo entre estrés y el sistema inmunológico.**
  Es importante decir al médico si tenemos sensaciones de depresión y de desasosiego emocional. Nuestro equipo terapéutico está ahí para ayudarnos a hacer frente a estas sensaciones y para asegurarse de que no ejercen un impacto negativo en nuestro sistema inmunológico.

- **Expresar nuestras emociones de una manera más saludable.**
  Buscar nuevas maneras para reducir nuestros niveles de estrés.

- **Que nos traten la depresión puede significar muchísimo para la calidad de nuestra vida.**
  Ya tenemos bastante con padecer cáncer para encima estar también clínicamente deprimidos. Aliviar la depresión hará más fácil hacer frente a todo lo demás y nos permitirá redescubrir las alegrías y los encantos en nuestra vida cotidiana.

Capítulo 12

No somos sólo nosotros: el cáncer es una enfermedad «familiar»

Hay sólo cuatro tipos de personas en el mundo:
Quienes han sido cuidadores,
Quienes están siendo cuidadores,
Quienes serán cuidadores y
Quienes necesitarán de cuidadores

ROSALYNN CARTER, ayudémonos a ayudar a los demás

Si bien es cierto que la relajación puede obrar maravillas en cuanto a ayudarnos a dominar el estrés y sus efectos secundarios, no hay nada que nos pueda ayudar más que un sólido sistema de apoyo. Si tenemos la suerte de contar con cuidadores próximos, entregados, y les permitimos que hagan su trabajo de ayudarnos a lo largo de nuestra experiencia con el cáncer, podremos encontrar –y seguro que encontraremos– la fuerza necesaria para seguir adelante.

La investigación demuestra que las personas bien relacionadas con los demás presentan un índice de mortalidad inferior con respecto a todas las causas o enfermedades, mientras que quienes se aíslan por completo ostentan los índices de mortalidad más elevados. Así pues, salta a la vista que nuestro pronóstico es mucho mejor si nos relacionamos con los cuidadores lo antes posible en el proceso del tratamiento.

Pero ¿quiénes son nuestros cuidadores? En muchos casos, las personas que llevamos conociendo y amando desde toda la vida. Pueden ser el cónyuge, amigos íntimos, vecinos o incluso completos desconocidos. Conocer a gente nueva que haya estado donde estamos nosotros en este momento puede resultar a la larga de grandísima ayuda; esta interacción tan importante es la base de los grupos de apoyo. Nadie en el mundo entiende la experiencia del cáncer de manera más sincera y completa que otras personas que se hallan en la misma situación. Algunos grupos son para pacientes de cáncer y sus familias, mientras que otros se limitan a pacientes o cuidadores solamente. (Para más información sobre cómo interrelacionarnos con un grupo de apoyo, veamos el capítulo 14.)

Si somos una persona con cáncer, este capítulo es para nosotros; pero también contiene la sección «el rincón del cuidador» para nuestro cuidador, pues el viaje hacia el bienestar no conviene hacerlo en solitario. Si es cierto que se necesita toda una aldea para educar a un niño, con mayor razón se necesita toda una comunidad de personas cuidadoras para ayudar a un paciente a padecer una enfermedad tan retadora como el cáncer.

No dejar que la familia y los amigos nos abandonen

Por increíble que pueda parecer, a veces la familia y los amigos abandonan a personas con cáncer. Este abandono puede ser físico (es decir, que los familiares se mantienen apartados) o emocional (es decir, distantes, distraídos o indisponibles). Ninguna de estas reacciones ante el cáncer es inhabitual; con todo, veamos cómo podemos evitar la soledad indeseada, pues es ésta una situación muy desagradable que puede deprimir literalmente nuestro sistema inmunológico.

Si hemos experimentado algún cambio importante en nuestras relaciones desde el diagnóstico –si por ejemplo nuestros amigos y familiares parecen más distantes que de costumbre–, sin duda este cambio no se deberá a que ya no nos aman. Es mucho más probable que nuestros familiares simplemente se sientan incómodos con una persona con cáncer, que tengan miedo a no saber decir «lo adecuado».

En la Wellness Community, todos hemos visto a pacientes con cáncer volverse cada vez más aislados por el simple hecho de tener cáncer. Sugerimos dos maneras de intentar conseguir el apoyo social que necesitamos. En primer lugar, hablar con nuestros amigos y familiares de manera directa y abierta sobre nuestro cáncer. Pidámosles ayuda y recordémosles que, aunque ahora tenemos cáncer, queremos que nuestra relación siga igual que siempre. En segundo lugar, preguntemos a nuestros familiares y amigos qué cambio o cambios han observado en nosotros desde nuestro diagnóstico. Tal vez haya algo diferente en nosotros que les empuje a mantenerse alejados. Es más que probable que nuestros amigos y familiares quieran cualquier cosa menos abandonarnos. Simplemente no saben cómo hablar o actuar con nosotros ahora, y puede incluso que su reacción les parezca horrible. El poder hablar con nosotros con la misma franqueza con que solían hacerlo contribuirá muchísimo a ayudarles a superar sus miedos, y les servirá de gran ayuda para empezar a ayudarnos.

Razones por las que la familia y los amigos pueden parecernos distantes

- No soportan estar con una persona a la que aman cuando esa persona está sufriendo y, tal vez en su mente, condenada a lo peor.

- El estar con una persona que tiene cáncer les recuerda su propia vulnerabilidad y su condición de mortales.

- Sólo pueden pensar en esta enfermedad y, sin embargo, temen pronunciar la palabra «cáncer», especialmente en presencia de un ser querido con cáncer.

- Quieren ayudar pero se sienten torpes o inútiles.

- Tienen un miedo irracional a que el cáncer sea en cierto modo contagioso.

- Temen no saber enfrentarse a la sinceridad del paciente del cáncer sobre su propia situación o no ser capaces de soportarlo.

Crear un «círculo del cuidado»

Probablemente nos hayamos dicho a nosotros mismos muchas veces: «Nadie entiende exactamente lo que estoy pasando en estos precisos momentos». ¡Pero cómo pueden los demás empezar siquiera a comprenderlo si no los implicamos en cada etapa del camino?

Pensemos en las personas que están más próximas a nosotros. ¿Quién tiene esa fortaleza personal con la que creemos que podemos contar, tanto en los momentos buenos como en los malos? Por ejemplo, nuestro cónyuge o pareja puede ser ideal para prestarnos fuerza emocional, mientras que nuestra hermana o hermano pueden estar mejor preparados para hacer acopio de las últimas noticias o estudios sobre el cáncer. O tal vez tenemos hijos adultos que pueden ayudar como comunicadores, es decir, a mantener a todo el mundo bien informado y conectado, especialmente en los momentos en los que nosotros no podamos o no sintamos ganas de hablar. Lo importante es que todos los que nos rodean ayuden de la manera que crean más conveniente.

Muchos de los participantes de la Wellness Community han creado sus propios «círculos del cuidado» con varios familiares jugando un papel activo en los distintos aspectos de su tratamiento y bienestar. Nosotros también podemos hacer lo mismo. No dudemos en contar con este sistema de apoyo en nuestra singladura por el proceso de toma de decisiones; pidamos consejo y escuchemos las preocupaciones, aportaciones y retroalimentación de todas las personas implicadas. Al dejar a nuestros familiares participar de esta manera les permitiremos ayudarnos más de lo que podemos imaginar, y esta experiencia tan positiva no hará sino potenciar nuestro propio bienestar. ¡Contar con apoyo es la cosa más saludable que podamos imaginar!

> *Creo que tener a toda la familia implicada cuanto antes puede ayudar bastante a quitar hierro al asunto. Nosotros les comunicamos a nuestros cinco niños el diagnóstico de David en cuanto nos enteramos, y aunque todos se hallaban repartidos por todo el país, inmediatamente se movilizaron y preguntaron qué podían hacer. Ahora recibimos sus llamadas antes, durante y después de cada tratamiento. Ayudó muchísimo saber que era una enfermedad que teníamos que afrontar todos juntos.*

> JOAN FRIEDER, participante de
> la Wellness Community de Filadelfia

Maneras creativas de dejar que la familia nos ayude

Hacer frente al cáncer puede resultar abrumador tanto para nosotros como para nuestro cuidador principal o nuestros familiares, y puede que descubramos rápidamente que un poco de ayuda puede servir de mucho. Por supuesto, una vez metidos en la rueda de los tratamientos puede que estemos demasiado agotados para pedir ayuda. Por eso es una excelente idea hacer una lista con las maneras concretas como nos pueden ayudar los demás, ahora mismo. He aquí una lista de muestra. Incluyamos cualquier tarea que alguna otra persona pueda realizar, que nos ayude a centrarnos en la labor de cuidarnos a nosotros mismos.

¿Queréis ayudar? Aquí tenéis cómo	Quién/cuándo
Llamar o mandar un e-mail con las actualizaciones a todos los de mi «círculo de atención».	
Ir conmigo a las citas médicas y sesiones de tratamiento.	
Participar en grupos de apoyo.	
Ir a hacerme la compra.	
Preparar mis platos favoritos, o cosas que pueda tolerar en este momento.	
Ayudar con los niños, como por ej. llevarlos a la escuela y ayudarles a hacer los deberes.	
Limpiar la casa.	
Cuidar de las mascotas.	
Encargarse de que se paguen a tiempo los recibos.	
Lavar la ropa.	

Hablar con la familia sobre nuestros asuntos y preocupaciones

Es importante mantener las líneas de comunicación con nuestra familia lo más abiertas posible mientras dure el tratamiento de nuestro cáncer. Esto no sólo nos ayudará a mantener a raya nuestra emociones, sino que además ayudará a nuestra familia a saber dónde estamos en el intento por controlar nuestra enfermedad.

Mantener a raya nuestros sentimientos porque no queremos deprimir a nadie es algo comprensible al principio, cuando nuestra mente necesita tiempo para procesar todo lo que le está ocurriendo a nuestro cuerpo. Pero, una vez que hayamos recuperado cierta estabilidad, es importante comunicarnos de la manera más franca posible con nuestro cuidador y con toda nuestra familia. Después de todo, sus mentes también han estado trabajando a destajo. Compartir nuestras cuitas, temores, preocupaciones y proyectos de futuro puede resultar una experiencia vinculante muy positiva en el plano afectivo para todos los implicados.

En nuestro esfuerzo por poner orden en los a veces embarullados pensamientos o ideas que podamos estar experimentando, podría servirnos de ayuda anotar en un cuaderno las cosas que nos gustaría comentar con nuestra familia. A veces, el simple hecho de tener una lista puede depararnos a la vez el consuelo y la confianza necesarios para abrir nuestro corazón, especialmente si tenemos tendencia a ser tímidos o reservados.

La más ardua de todas es sin duda la primera conversación que tenemos con la familia. Si no sabemos por dónde empezar, utilicemos nuestra lista, o pidamos a alguien que hable primero de lo que está sintiendo. No tardaremos en mantener una de las conversaciones más auténticas que podamos mantener jamás como grupo. Una vez concluida la conversación, celebremos este logro con nuestra familia: un momento semejante puede convertirse en un punto de referencia para todos nosotros en esta nueva singladura.

> *Podemos estar hablando durante horas sobre el cáncer de próstata con amigos y conocidos y esperar no sólo que nuestras esposas escuchen atentamente, sino que además estén de acuerdo con nosotros en todo cuanto decimos. A menudo nos ocurre tener una fijación con nuestros problemas..., y con el miedo a nuestra muerte, al tiempo que nos olvidamos de las necesidades de nuestra esposa. Debemos recordar que ella no sólo tiene que hacer frente a nuestros cambios de humor, salud en declive, dietas inhabituales, ansiedad por los resultados de los tests de PSA (antígeno prostático específico) y demás cuestiones relacionadas con nuestra enfermedad, sino que además tiene que hacer frente a sus propios temores. Pensemos en sus miedos y en la carga que debe soportar. Preguntémonos qué es lo que podemos hacer para conseguir que su vida, ahora y después de que nos hayamos ido, sea mejor.*

> HARRY PINCHOT, alias «HARRY EL DE LA LÍNEA DE AYUDA»,
> participante, y siete años superviviente, de
> la Wellness Community de Valley/Ventura

El rincón de los cuidadores

Principios básicos del cuidador

Ser cuidador puede ser una maravillosa vocación espiritual y emocional, pero esta labor realizada con amor también puede ser muy exigente. He aquí algunos conceptos básicos que podemos seguir para con nuestro ser querido:

- **Conocer bien los hechos.**
  Aprender todo lo que podamos acerca del tipo de cáncer que tiene nuestro ser querido, incluidos detalles relativos a la salud en general y al tratamiento del dolor en particular.

- **Relacionarnos con la gente.**
  Es probable que en nuestro hospital local haya un asistente medicosocial que pueda ayudarnos a aprender más cosas sobre nuestra labor cuidadora o sobre algún curso o taller sobre atención a domicilio en nuestro propia comunidad. Muchos servicios de enfermeras a domicilio también ofrecen formación en casa para cuidadores. Cuanto más sepamos, más seguros nos sentiremos.

- **Aprender a tratar el dolor y otros efectos secundarios.**
  No esperemos a que el dolor se agudice para ofrecer medicamentos. Intentemos coger cualquier dolor en el inicio; así, los medicamentos no necesitarán jugar a «a ver si te pillo» con el dolor. Tengamos siempre suficientes medicamentos a mano para enfrentarnos al dolor, a las náuseas y a otros efectos secundarios del tratamiento del cáncer.

- **Mantener a raya los gérmenes.**
  Las personas con cáncer tienen dañado el sistema inmunológico y, en consecuencia, están más expuestos a las enfermedades. Aconsejemos a los visitantes enfermos a quedarse en su casa. Tengamos a mano líquido de lavarse las manos para minimizar la propagación de los gérmenes. Cuando sea necesario, utilicemos guantes de látex o de vinilo.

- **Respetar la intimidad.**
  No «entrar sin invitación» en la vida de nuestro ser querido ni compartir con nadie detalles sobre su atención o pronóstico si no tenemos permiso de él o ella.

- **No pasarse.**
  No creamos que nuestro ser querido nos necesita para todo. Preguntémosle si necesita ayuda antes de darla.

- **Combatir el aburrimiento.**
  Ayudemos a aliviar el hastío tanto nuestro como de nuestro ser querido durante los tratamientos o la atención a domicilio. Traer películas, libros, cintas y juegos para compartirlos durante los momentos de descanso en la cama.

- **Buscar un clima de sosiego.**
Música suave, la aromaterapia (cuando sea tolerable) y baños calientes, todo esto puede resultar muy agradable tanto a nosotros como a nuestro ser querido.

- **Escuchar.**
Convertirnos en el abogado de nuestro ser querido cuando llegue el momento de la intervención médica.

Hablar con profesionales de la medicina de manera eficaz.

Inmediatamente después de ser diagnosticado nuestro ser querido, los dos nos convertimos en parte de un mundo nuevo, desconcertante. Si hemos tratado con médicos, enfermeras y hospitales anteriormente, esta vez es diferente.

Tal y como solemos decir a otros cuidadores en la Wellness Community, nosotros jugamos un papel vital en el trato con profesionales de la medicina, tanto en nuestro propio nombre como en apoyo de nuestro ser querido, afectado de cáncer. Servimos de enlace entre nuestro ser querido y su equipo médico, haciendo preguntas o expresando cuitas tanto del paciente como nuestras. Es, pues, muy importante entablar una relación de trabajo positiva con los profesionales de la atención sanitaria que traten a nuestro ser querido.

Sugerimos desarrollar una «asociación positiva» con el equipo médico de nuestro ser querido:

- **Haciendo preguntas.**
Llevemos un cuaderno con nosotros a cada cita del médico o estancia hospitalaria. Anotemos las preguntas según se nos vayan ocurriendo, a nosotros o a nuestro ser querido. Llevemos la cuenta de las distintas etapas del tratamiento del paciente, ya sean positivas o negativas. Estemos preparados para hablar con el médico cuando éste esté disponible.

- **Tomando notas.**
Cuando el médico vea al paciente, tomemos nota de lo que se ha dicho para poder satisfacer las expectativas de nuestro ser querido con relación al tratamiento, efectos secundarios y bienestar en general. Tomemos datos asimismo sobre a quién o cuándo llamar en caso de emergencia.

- **Aliviando el malestar.**
Uno de los momentos más difíciles en el proceso de atención es cuando nuestro ser querido es asaltado por el dolor. Naturalmente, nosotros querremos hacer algo, lo que sea, para ayudar lo más rápidamente posible. Pero las enfermeras y los médicos tienen muchos pacientes a su cuidado, y puede que no siempre puedan responder inmediatamente a nuestras necesidades. Intentemos no

enfadarnos ni alterarnos cuando no nos respondan. Expresemos cualquier preocupación en momentos de sosiego fuera de la sala del paciente. Preguntemos a las enfermeras qué es lo que podemos hacer para ayudar a nuestro ser querido a sentir alivio.

- **Compartiendo presentimientos.**
Ocurre a menudo que, en nuestra calidad de persona más próxima al paciente, presentimos cosas o cambios antes que el equipo médico. Si algo no nos parece adecuado, hay muchas probabilidades de que así sea. Estemos dispuestos a compartir cualquier corazonada con respecto al bienestar de nuestro ser querido. Recordemos que somos su abogado defensor, y, en algunos casos, puede que seamos su única posibilidad de expresarse.

La mayor parte de los profesionales de la medicina respetan a los cuidadores cuando éstos se expresan de la manera más directa posible, y suelen estar más que dispuestos a trabajar en estrecha colaboración para ofrecer la mejor de las atenciones. Pero no siempre disponen de tiempo para mantener largas conversaciones. Así pues, respiremos hondo, saquemos nuestro cuaderno de notas y concentrémonos cuando hablemos acerca de la atención a nuestro ser querido. Recordemos que todos estamos trabajando juntos en un mismo equipo.

Logré superar aquella época tan terrible con la ayuda de mi mujer y mis hijas, que fueron simplemente maravillosas. Mi mujer y yo estamos muy agradecidos a nuestras hijas por su ayuda prestada... A mi mujer le habían extirpado un riñón canceroso cinco días antes de mi operación. Sin su ayuda, no sé cómo nos las habríamos arreglado.

GILBERT OSSANDON, participante de
la Wellness Community de Nueva Jersey Central

Ayudar a los hijos a comprender

La noticia del diagnóstico constituye sin duda un shock terrible tanto para nosotros como para nuestro cuidador; no obstante, uno de los retos más duros para un paciente de cáncer con hijos es cómo y cuándo hablarles sobre su cáncer, aun cuando sus hijos sean ya adultos. Pero hay que afrontar la situación, pese a que nada en nuestro papel de padre, abuelo, tía, tío o amigo de la familia nos ha preparado para un desafío como éste.

Por mucho que queramos mantenerlo «oculto a los hijos», el cáncer es un secreto imposible de guardar. Los niños oyen sin querer las conversaciones telefónicas, sienten la ansiedad de sus padres e imaginan los peores escenarios posibles cuando se les deja interpretar por sí solos lo que está ocurriendo. Los hijos adultos notan una creciente distancia en nuestra relación.

Cuando uno de los progenitores tiene cáncer, el deseo natural de proteger a los hijos suele tener efectos contraproducentes y no hace sino empeorar las cosas. Si los padres no les explican a sus hijos la situación de una manera adecuada a su edad, éstos pueden:

- enterarse del cáncer del padre o de la madre por boca de otra persona y tener problemas para confiar en sus padres con posterioridad;
- creer que sus padres están tratando de ocultarles algo y tener problemas para creer la verdad cuando finalmente se la digan;
- creer que, sea lo que sea lo que está pasando, es demasiado terrible para que ellos lo sepan, lo que puede aislarlos de la familia;
- creer que tienen la culpa del cáncer por estar enfadados con su padre o madre;
- preocuparse por creer que el cáncer es contagioso, que todos van a morir o que ellos, o el otro progenitor, lo van a coger.

A los hijos pequeños hay que decirles que no es culpa suya y que el cáncer no está causado por su conducta negativa. Los hijos mayores necesitan que se les dé la posibilidad de formar parte del tratamiento y del proceso de curación, de lo contrario pueden sentirse resentidos posteriormente, cuando realmente necesitemos su apoyo.

Los niños reflejan las emociones de los adultos que los rodean. Por lo tanto, la manera de reaccionar de un niño depende muchísimo de lo bien que los padres y otros adultos próximos estén gestionando sus propios sentimientos. A los hijos en edad escolar puede resultarles difícil aceptar la idea de tener que ayudar a cuidar a los hermanos más pequeños y a realizar las tareas domésticas. Los hijos de todas las edades temen que el cáncer desemboque en la pérdida del padre o la madre. La dificultad para hablar de estas cuestiones puede crear distancia en unas relaciones que en otro tiempo fueron estrechas y producir cambios en la conducta o trastornos emocionales crónicos.

Cuándo buscar ayuda profesional

Como a los hijos no se les puede proteger en todos los aspectos estresantes o arduos de la vida, es importante enseñarles a defenderse. Nuestra experiencia con el cáncer brinda una oportunidad de aprendizaje excepcional... a todos los miembros de nuestra familia, incluidos nosotros. Sirvamos de ejemplo; enseñemos el camino a nuestros hijos en el momento de embarcamos para este nuevo viaje juntos.

A veces, incapaces de expresar plenamente sus miedos o sentimientos, algunos chavales caen presa del desasosiego emocional. Los de mayor edad podrían incurrir en una conducta arriesgada, y consumir drogas, alcohol o sexo como mecanismo de defensa. El factor más importante es saber lo graves que son estos cambios de conducta y cuánto tiempo llevan produciéndose. Si notamos que las cosas no le van bien a nuestro hijo, llamemos al pediatra, tutor escolar, consejero social o médico del hospital donde nos estén tratando. Que alguien, o la totalidad de estos profesionales, recomiende a un terapeuta que tenga experiencia en trabajar con hijos cuyos padres tienen una enfermedad crónica. Muchas organizaciones comunitarias, como por ejemplo la Wellness Community, también ofrecen programas especiales para chavales con alguno de sus progenitores canceroso. Con los niños, sobre todo, la mejor prevención es una pronta intervención.

No es un camino de rosas

Según estudio reciente de la revista *Journal of Family Nursing*, puede producirse un fuerte impacto en nuestra salud emocional, física y hasta financiera cuando tenemos que hacer frente a una grave enfermedad, como el cáncer. Alrededor del sesenta y dos por ciento de los cuidadores dijeron que su salud se había resentido como resultado de cuidar a un ser querido; el setenta por ciento dijo que sus familias no estaban funcionando bien con un plan de cuidado, y el cuarenta y seis por ciento manifestó que sus recursos económicos se habían agotado a causa de dicho cuidado. De hecho, en Estados Unidos casi la mitad de todas las quiebras personales son deben actualmente a gastos médicos relacionados con enfermedades graves.

Buscar la armonía

Si nuestra familia era disfuncional antes del cáncer, realmente no podemos esperar que las cosas mejoren inmediatamente después de un diagnóstico.

Sin embargo, a veces se necesita una enfermedad que amenace la vida para lograr que todo el mundo vuelva a poner los pies en la realidad. Procuremos utilizar el cáncer como un catalizador para conseguir que se den reuniones o charlas familiares que debían haber tenido lugar hace mucho tiempo. Digamos a nuestra familia que este cáncer ofrece una oportunidad curativa que va mucho más allá de nuestro cuerpo físico. Aun cuando no estemos directamente implicados en dicha problemática familiar, digamos a los demás que una de las mejores maneras de ayudar es superar las desavenencias en curso de manera que todos podamos centrar nuestras energías en el arduo camino que tenemos por delante.

Conseguir que la familia pase de la discordia a la concordia dará un nuevo sentido a nuestra experiencia del cáncer y contribuirá a que el viaje resulte más valioso. Con intentarlo, no tenemos nada que perder y todo que ganar

Poner en contacto a la familia con grupos de apoyo o terapeutas familiares

Si a pesar de nuestros mejores esfuerzos las cosas siguen sin funcionar para nosotros o los que están próximos a nosotros, puede que haya llegado el momento de solicitar la ayuda de un equipo profesional. Una terapia ad hoc puede ayudar a personas con cáncer y a los miembros de su familia a:

- aprender maneras más eficaces de comunicarnos sobre la enfermedad;
- afrontar mejor sentimientos y reacciones normales ante el cáncer;
- aceptar los cambios en los roles y en el día a día familiar que puedan resultar;
- aliviar algunos de los efectos secundarios emocionales y físicos del cáncer y de nuestros tratamientos.

Puede que también nos planteemos pedir ayuda a nuestro equipo terapéutico, o compartir nuestros sentimientos con otras personas. Elijamos el tipo de terapeuta que pueda resolver mejor nuestra situación. «No elegir nada es la peor elección».

Juntar las manos

La experiencia del cáncer es un viaje que no conviene hacer en solitario. El involucrar a otros en la toma de decisiones, en el tratamiento y en la atención en general puede aliviar el estrés que supone enfrentarnos al cáncer, brindándonos otras ventajas sanitarias añadidas, que podrían incluso alargar nuestra vida.

El cáncer no es una enfermedad solitaria: es una enfermedad que afecta también a todos los que sienten algo por nosotros. Así, extendamos y juntemos las manos para formar una cadena, un «círculo de atención». Nos sentiremos asombrados –y afortunados– por los resultados.

Plan de acción del paciente para cuidadores

He aquí algunas maneras como podemos cuidarnos a nosotros mismos cuando estemos cuidando a un ser querido:

- **No pretender hacerlo todo.**
  No podemos hacerlo todo, al menos ahora. Así que olvidémonos de cuidar la casa, el coche, los chavales, el trabajo, las mascotas, las amistades, etc., de la manera como ellos, y nosotros, hemos estado acostumbrados. Aprendamos a decir «no». Estamos en una situación crítica, y los demás deberían comprenderlo y colaborar con nosotros para que todo siga en orden.

- **Priorizar.**
  La primera prioridad es hoy nuestro ser querido y sus necesidades con respecto al cáncer. La segunda es NOSOTROS MISMOS y nuestra familia inmediata. La tercera es la economía. Todo lo demás tendrá que esperar a que tengamos tiempo para poder afrontarlo.

- **Delegar.**
  La gente siempre quiere ayudar cuando hay una crisis. ¡Dejémosles! Deleguemos toda la responsabilidad que podamos. Recordemos lo que dice la mayor parte de las personas: «¿Hay algo que pueda hacer yo?». Esto lo dicen porque quieren ayudar, aunque sin saber qué es lo que se necesita realmente. Mostrémosles nuestra lista; tengámosla a mano en todo momento en nuestro cuaderno de notas o junto al teléfono, de manera que podamos asignar tareas.

- **Estar o mantenernos conectados.**
  Unámonos y participemos en grupos de apoyo para cuidadores. Si no podemos salir a las reuniones de grupo, trabemos amistad con otro cuidador para compartir consejos y experiencias, o unámonos a un grupo de apoyo online, como los que ofrecen

algunos centros de ayuda. También, si tenemos numerosos familiares que desean informes diarios sobre el estado de nuestro ser querido, planteémonos iniciar un grupo o blog online para enviar mensajes diarios. Así, sólo necesitaremos informar una vez, y los demás podrán charlar entre sí mientras nosotros reservamos energías para cuidar a nuestro ser querido.

- **Dedicarnos a nosotros mismos entre diez y treinta minutos al día.**
  Asegurémonos una pausa regular durante la cual otras personas se ocupen de nuestro ser querido. ¿Imposible? En absoluto. Diez minutos solamente mirando por la ventana la nieve, los pájaros, los árboles o el océano, nos mantendrá sanos. Oír música o salir a dar un paseo. Tomar una chocolatina o visitar una tienda de regalos. Ver un programa de televisión que nos gusta o leer un libro en un lugar relativamente alejado de nuestro ser querido. Lo importante es reconectar con todo lo que nos haga sentirnos humanos de nuevo. Nos sentiremos mejor, volveremos a la habitación con más energía positiva y también tendremos más cosas de que hablar con nuestro ser querido que no sea sólo el cáncer. Él lo agradecerá con toda seguridad.

Nota final para cuidadores

Tomarnos un poco de tiempo para nosotros no es un acto egoísta. No incide negativamente en la calidad de la atención que estamos suministrando a nuestro ser querido. Aunque estemos haciendo lo posible para mantener la normalidad en nuestra vida cotidiana, necesitamos un respiro para recargar las pilas, e incluso para evitar la depresión y/o quemarnos. Procuremos ver cuanto antes que no podemos hacerlo todo nosotros solos; así, descubriremos que podemos convertirnos en un aliado poderoso de la persona a la que más queremos ayudar a lo largo de este difícil viaje. Nuestro ser querido se beneficiará incluso más de nuestra compañía si tenemos un sano equilibrio personal.

Capítulo 13

La espiritualidad y la mirada hacia dentro

Podemos pasar la vida entera hablando de lo bobo que es nuestro jefe, del siguiente coche que nos queremos comprar, del dineral que estamos ganando, de lo irritantes que nos resultan nuestros compañeros y familiares y de la razón que llevamos siempre que hablamos. Pero ¿qué es lo que conseguimos con este blablablá? Marearnos y obcecarnos, sin ver nunca la verdadera realidad, a saber, que pasamos demasiado tiempo mirando hacia fuera, sin ver el verdadero tesoro, que sólo se encuentran mirando hacia dentro. Si ya hemos iniciado algún tipo de viaje interior o de sendu espiritual, si sólo estamos empezando o si no hemos buscado aún la senda, el cáncer no nos deja mucha más elección que la de mirar hacia dentro. El cáncer me ha llevado a donde mi ego nunca había deseado ir porque tenía demasiado miedo..., y el cáncer le ha mostrado a mi alma dónde tenía que estar exactamente para encontrar mi profundidad y afrontar mis miedos con honestidad.

REBECCA L. TYRRELL, cuidadora y participante de
la Wellness Community de Indiana Central

Todos tenemos una dimensión espiritual, participemos o no en una tradición religiosa. Cada uno de nosotros tiene sus creencias sobre la vida, su significado y su valor. Encontrar un sentido, una finalidad y una relación con una realidad más amplia más allá del yo puede proporcionar consuelo a los que nos enfrentamos a los retos del cáncer y puede ayudarnos a ver nuestra situación con mayor perspectiva. La oración, la meditación y otras prácticas espirituales pueden aliviar el desasosiego y resultar reconstituyentes, ya las hagamos en el marco de una institución religiosa o al aire libre, entre medio de la naturaleza.

Si a nosotros, o a un ser querido, nos diagnostican cáncer, puede que encontremos consuelo en nuestras creencias espirituales, o puede también que cuestionemos nuestra fe. Muchas personas se preguntan: «¿Por qué me ha tocado a mí?», o «¿Porqué estoy siendo castigado?» A pesar de los conocimientos actuales sobre las múltiples razones por las que se produce el cáncer, la idea de que la enfermedad pueda ser un castigo por algún pecado pasado o falta de fe sigue atormentando a pacientes y familiares. La mejor manera de liberarnos de semejantes pensamientos irracionales es enfrentándonos a nuestros «monstruos» sin contemplaciones de ningún tipo. Trabajemos con un director espiritual para encontrar maneras más eficaces de hacer frente a nuestro dolor y, con el tiempo, nuestros sentimientos de traición se disiparán, y nos convenceremos de que no tenemos nada que reprocharnos por el hecho de tener cáncer.

Evaluar nuestra vida

Si a alguien le diagnostiquen una enfermedad que potencialmente amenaza su vida, ese alguien suele reflexionar más sobre su vida. Unos se dirán que no han trabajado lo suficiente, amado lo suficiente o hecho lo suficiente por el mundo. Otros en cambio se sentirán satisfechos con lo que han realizado. La crisis del cáncer suele servir a la gente a bucear más profundamente en sus creencias y experiencias y, consiguientemente, suele favorecer su crecimiento personal.

Las personas con cáncer que tienen una determinada afiliación religiosa pueden encontrar útil entrevistarse con un representante de su fe, como por ejemplo un pastor, sacerdote, rabino u otro clérigo o miembro respetado de su comunidad religiosa. Este «guía religioso» puede ayudarnos a encontrar respuestas a preguntas difíciles relacionadas con la fe que se plantean a menudo. Puede resultar tranquilizador recordar que tener dudas o sentirse airado es una reacción cuando se tiene que afrontar el cáncer y los cambios que acarrea. Es posible que tengamos la oportunidad de encontrarnos con un consejero pastoral directamente en el hospital, o a través de una organización comunitaria. Como no todo el mundo es experimentado en las cuestiones emocionales y espirituales que suelen surgir cuando se tiene cáncer, se recomienda buscar a otra persona distinta si la que tenemos delante no satisface nuestras necesidades. Los programas de las residencias para enfermos terminales también suministran atención espiritual.

Los miembros de las comunidades religiosas y espirituales también suelen suministrar ayuda de orden práctico, como por ejemplo asistencia en los desplazamientos y la comida, así como visitas personalizadas y apoyo emocional.

El poder de la fe y la oración

Si la oración nos ha ayudado a hacer frente a otros problemas, también en nuestra nueva situación nos resultará probablemente reconfortante y nos ayudará a sentirnos menos solos. La oración puede coexistir con los tratamientos del cáncer científicamente verificados, y hay algunas pruebas que sugieren que las prácticas espirituales, como por ejemplo la oración, pueden servir de ayuda en el tratamiento médico, por ejemplo reduciendo estancias hospitalarias e incrementando la calidad de vida.

Los profesionales de la medicina también están empezando a establecer una relación más estrecha entre espiritualidad y tratamiento médico con sus pacientes.

El doctor Andrew Weil, autor y fundador del Centro de Medicina Integradora, escribe lo siguiente: «A mí me resulta obvio que el dolor y la depresión merman la resistencia y la salud en general, por lo que no me sorprendería oír que los desequilibrios mentales y espirituales vuelven a las personas más susceptibles de tener cáncer. Trabajar para mejorar la salud mental/espiritual... no puede por menos de potenciar las defensas contra todo tipo de enfermedad, incluido el cáncer».

Como encontrar un sentido a la vida más allá del ego puede ayudar a mejorar nuestra calidad de vida y proporcionar paz interior, fortalezcamos nuestro espíritu de la manera más adecuada para nosotros. Algunas actividades posibles que pueden servir de ayuda son la oración, la meditación, la lectura de escritos sobre espiritualidad, asistir a funciones religiosas, ayudar a los demás, practicar el yoga, rodearnos de la naturaleza, escuchar música y pasar el tiempo con nuestros seres queridos.

La aserción, una poderosa herramienta para plasmar un resultado positivo, es el arte de crear pensamientos positivos que nos ayuden a ver más allá de nuestra situación y a actuar «como si». Estos pensamientos son útiles en cuanto que nos ayudan a ejercer un mayor control sobre nuestra enfermedad, al tiempo que pueden ser también la semilla de una profecía que cumple lo que anuncia.

Me siento realmente afortunada. (El cáncer) me abrió los ojos. Imposible imaginar que los amigos maravillosos y el amor que he recibido en los pasados años hubieran formado parte de mi vida de no haber tenido cáncer.

JUDITH OPAHL, antigua participante y actual directora ejecutiva de la Wellness Community de Bay Cities Sur

La aserción: afirmar es creer

Como la repetición suele producir buenos frutos, las aserciones funcionan mejor cuando se utilizan a diario y se colocan estratégicamente por toda nuestra casa, o despacho, para poder acordarnos de ellas a menudo. Podemos sacar de un libro algunas aserciones o crear las nuestras propias utilizando como punto de partida la siguiente lista:

Sigo siendo una persona saludable con una vida alegre.

Me mimo a mí mismo a cada paso del camino.

Aprovecho cualquier oportunidad de curarme que encuentro a lo largo del camino.

Mi espíritu sigue siendo exactamente el mismo, independientemente de los cambios producidos en mi cuerpo.

Me siento seguro, entero y abierto a nuevas posibilidades en la vida.

Sigo participando plenamente en todas las actividades que he elegido.

Todo está ocurriendo para mi bien superior.

Soy el creador de mi propia salud y felicidad.

Mantengo el pleno control de todas mis opciones y tomaré todas las decisiones acertadas respecto a mi tratamiento y atención.

Estoy verdaderamente agradecido por todo lo que tengo y todo lo que soy.

Conectar con nuestra fuente de felicidad personal

Tanto si somos una persona que tiene fe y reza regularmente como si no, siempre existe otra manera de expresar nuestras esperanzas, miedos y sentimientos más profundos, de manera segura y creativa. Podemos dibujar, pintar o llevar un diario. También podemos probablemente expresarnos a través de la música o dando paseos tranquilos por el parque.

Sea cual sea la manera que elijamos para conectar con nuestra poderosa alma interior, si lo que hacemos es mirar el futuro con esperanza y optimismo, independientemente de lo que éste nos tenga reservado, seremos una persona mucho más feliz y sana. Y es eso exactamente lo que se necesita para poder combatir el cáncer y aumentar el potencial de supervivencia a largo plazo.

> *Cuando la gente comenta que soy un milagro ambulante, yo respondo: «¡Lleváis razón!» Todavía no me creo que siga con vida. Mi fe es más fuerte, y mi vida ha cambiado. Después de mirar a la muerte cara a cara y de batallar por mi vida cuatro veces, ya no me paro en menudencias..., y quiero hacer saber a mi familia y amigos de todo el mundo que su compasión, sus palabras de aliento y su ayuda en las faenas domésticas, en el aspecto económico, en la preparación de las comidas y en los desplazamientos a la clínica significan mucho más de lo que ellos podrían imaginar. Si bien cada uno de nosotros somos diferentes en nuestro viaje por el tratamiento, sabed que todos necesitamos de vuestras oraciones y comprensión. Es una tarea demasiado ardua para una sola persona, independientemente de la cantidad de fe y amor que posea. Nunca se acaba.*

SHERRY B. WILLIAMS, participante de
la Wellness Community de Arizona Central

Plan de acción del paciente

- Ayudarnos a hacer frente a las emociones negativas, mirar hacia dentro, o proyectarnos hacia fuera.
  Conectar con lo que tenga resonancias espirituales, o que nos inspire a nivel espiritual.

- Evaluar la calidad de nuestra vida.
  Centrar nuestra energía en las cosas buenas que hemos compartido con los demás, pues es el compartir las cosas lo que nos conecta con el amor curativo de los demás.

- Practicar el poder de la oración.
  Aunque sea sólo permitir a los demás que recen por nosotros.

- Aprender a utilizar aserciones en nuestra vida diaria.
  Una buena manera de conseguirlo es escribir y pegar en la pared citas o pensamientos curativos tanto en casa como en la oficina, en lugares donde los veamos todos los días.

Parte IV

Pasar de pacientes activos a una vida activa

Capítulo 14

Establecer contactos y conectar con recursos

Es difícil explicar a las personas que no tienen experiencia con el cáncer que (la Wellness Community) es un lugar feliz, y que yo recibo el doscientos por ciento del tiempo que le dedico. Si podemos ayudar a una persona, vale realmente la pena hacerlo. Todas las personas que trabajan en nuestra Wellness Community son como una familia para mí; es maravilloso acudir a un lugar donde la gente te necesita, respeta y ama. La esperanza que ves reflejada en los rostros de los participantes es la guinda del pastel.

CARROLL LYSTAD, participante/voluntaria de
la Wellness Community de Florida suroeste

Imaginémonos sentados en una habitación con otras diez personas que tienen cáncer. Justo la semana pasada, nuestra doctora, junto con otras personas que había en su sala de espera, nos sugirieron asistir a una reunión. Y aquí estamos, flamante miembro de un grupo de apoyo al cáncer, y al empezar la reunión el moderador profesional nos pregunta si nos gustaría compartir algo sobre nuestra experiencia con el cáncer. Tal vez podríamos hablar del tipo de cáncer que tenemos, cuándo nos lo diagnosticaron y qué tratamientos estamos siguiendo. También podríamos decidir hablar de lo que estamos sintiendo y del impacto que el cáncer ha tenido en nuestra vida. Justo antes de contestar, hacemos una pausa y pensamos para nuestros adentros: «¿Por qué estoy aquí? ¿Me ayudará realmente el participar en un grupo de apoyo? Y en caso afirmativo, ¿cómo?».

Durante los últimos veinticinco años se ha desarrollado una amplia investigación sobre los efectos positivos de los grupos de apoyo como método para hacer frente al cáncer, mejorando la calidad de vida y en algunos casos incluso aumentando la supervivencia. Según las investigaciones en curso, los grupos de apoyo ayudan a reducir los tres factores estresantes más importantes asociados al cáncer; a saber, la soledad no deseada, la pérdida del control y la pérdida de la esperanza.

Por ejemplo, en algunos estudios de control realizados en la Universidad de Stanford y en la de California, Los Ángeles, el desasosiego psicológico y el dolor se redujeron de manera significativa, mientras que la calidad de vida mejoró de manera también importante en mujeres que participaban en un grupo de apoyo para el cáncer de mama. Asimismo, varios estudios han demostrado incluso un incremento de la supervivencia como resultado de participación en grupos de apoyo. Más recientemente, en una réplica de la investigación anterior, la doctora Pamela J. Goodwin y sus colegas descubrieron que, aunque las mujeres que participaban en grupos de apoyo con moderadores profesionales no sobrevivían más años, sí experimentaban mejoras importantes en cuanto a la calidad de vida: estaban menos desasosegadas y padecían menos dolor.

> *Hace ya casi un año de la primera vez que llegué a la Wellness Community. Acababan de diagnosticarme cáncer de origen primario desconocido, y estaba allí, a la puerta, buscando esperanza. Caía una lluvia fina, y me estaba costando mucho trabajo decidirme a abrir la puerta y entrar. Lloraba, pensando en lo injusto que era todo aquello y que, en cuanto entrara, me cercioraría de que tenía cáncer. Mientras trataba de recuperar la compostura, oí una voz proveniente del interior. La voz exclamó: «No sé por qué está llorando, pero no puedo ayudarle hasta que no pase usted». La puerta se abrió, y me adherí a la comunidad (aquel mismo día).*

BETH BOOKER, participante de
la Wellness Community de Tennessee este

Los programas de apoyo al cáncer con base comunitaria, más que hospitalaria o universitaria, también demostraron que los grupos de apoyo pueden ser beneficiosos. Finalmente en varios estudios no aleatorios de programas de apoyo al cáncer de base comunitaria, los resultados han demostrado que los participantes suelen calificar sus experiencias de positivas y beneficiosas. En un estudio realizado por la Wellness Community en colaboración con la Universidad de Stanford, los resultados sugieren que los grupos de apoyo en marco comunitario que invitan a prepararse para lo peor y al mismo tiempo a esperar lo mejor pueden reducir el desasosiego general de los pacientes de cáncer. Aunque The Wellness Community (TWC) está esperando aún los resultados definitivos de este estudio, las mujeres que forman parte de grupos de apoyo de base comunitaria se benefician aproximadamente en el mismo grado que las mujeres que participan en el estudio más formal de la Universidad de Stanford en términos de depresión reducida y de síntomas traumáticos, así como de apoyo social mejorado, eficacia personal y crecimiento postraumático. Ésta es una noticia alentadora para las personas que participan en grupos de apoyo al cáncer de base comunitaria y con moderadores profesionales, especialmente en la TWC, cuyo alcance geográfico no deja de crecer.

El modelo de la Wellness Community

La Wellness Community (TWC) posee un entorno fértil para trasladar recientes descubrimientos científicos realizados en el campo de la oncología psicosocial a programas de apoyo psicosocial que mejoren la vida cotidiana de las personas que están luchando por recuperarse del cáncer. Desde 1996, TWC está activamente comprometida en estudios de desarrollo comunitario en colaboración con varias instituciones académicas, entre ellas la Universidad de Stanford, la de California, en San Francisco. Fundada en 1982, TWC llegó a más de 200.000 personas (tanto afectadas con cáncer como familiares) en el pasado año a través de las visitas a nuestros centros, de las visitas a nuestra Wellness Community virtual y de la distribución de nuestro material educativo del paciente (merecedor de varios galardones). 30.000 personas con cáncer hacen unas 200.000 visitas a los veintitrés centros nacionales de la TWC cada año, atendiendo a grupos de apoyo y ofreciendo programas educativos y de bienestar, como conferencias sobre cuestiones médicas, meditación o talleres de ejercicio físico y nutrición, todo ello sin coste alguno. Nuestros grupos de apoyo están conducidos por psicoterapeutas especialmente formados por la metodología de programa único de la TWC.

El programa se basa en el concepto de paciente activo ideado por su fundador, el doctor Harold Benjamin; a saber, que las personas con cáncer que participan en su lucha por recuperarse, de consuno con su médico y equipo terapéutico, no sólo mejorarán su calidad de vida, sino que además pueden incrementar sus posibilidades de recuperación. Este enfoque combina la voluntad del paciente con la pericia del médico durante el tratamiento del cáncer y con posterioridad..

El programa del paciente activo de la TWC está considerado un modelo de potenciación, donde las personas:

- toman decisiones activas en su recuperación;
- hacen en su vida cambios que creen importantes;
- forman una asociación con sus médicos;
- acceden a recursos;
- desarrollan nuevas actitudes hacia la enfermedad.

Y, lo que es más, el programa pretende reducir los tres factores estresantes psicológicos más importantes a que se enfrentan las personas con cáncer; a saber, la soledad no deseada, la pérdida del control y la pérdida de la esperanza. Estos aspectos del modelo de la Wellness Community son nuevos descubrimientos importantes en cuanto a mejorar la calidad de vida de las personas con cáncer y de sus seres queridos.

> *Entré e inmediatamente sentí consuelo. Sobre todo, el entorno médico resultó sumamente consolador para mi espíritu: me sentí como en casa. Y luego, las supervivientes «que andaban y hablaban» con sonrisas hermosas y acogedoras en sus rostros me tranquilizaron al saber que había otras «guerreras» que estaban librando la guerra contra esta enfermedad..., ¡y la estaban ganando!*

> KRYSTI HUGHETT, participante de
> la Wellness Community de Indiana Central

Internet y el apoyo contra cáncer

Hoy en día es difícil imaginar cómo sería la vida sin el correo electrónico y el acceso a Internet. Es algo que damos por supuesto. Pero la idea de que podemos recibir apoyo e información sobre el cáncer a través de Internet de manera tan útil como el apoyo o información recibidos a través de un grupo de apoyo cara a cara no deja de resultar realmente revolucionaria. La tecnología que permite a las personas con cáncer que están demasiado enfermas, o que viven demasiado lejos de los servicios de apoyo, recibir estos servicios por Internet, permite también acceso a otros muchos millones más de personas que están haciendo frente al cáncer. Esta revolución está teniendo lugar en la actualidad, y, más recientemente, se están realizando investigaciones para apoyar su valor.

Una tendencia creciente

Para captar bien la inmensidad de esta revolución en la información/salud, consideremos los siguientes datos:

- Según una encuesta de la fundación PEW de noviembre del 2006, el ochenta por ciento de todas las personas que actualmente utilizan Internet han buscado información sanitaria en la Web. Esto representa 113 millones de adultos.

- La fundación PEW dio a conocer en el 2003 un informe en el que se decía que 25,5 millones de estadounidenses habían contactado con un grupo de apoyo para obtener ayuda.

- En el 2004, 36 millones se hicieron miembros de un grupo de apoyo en busca de ayuda.

- En el 2006, el cincuenta y ocho por ciento de las personas que buscaban información sanitaria dijeron que la información recabada influyó en sus decisiones sobre el tratamiento.

¿Ayudan realmente los grupos de apoyo?

¿Nos hemos preguntado alguna vez si estos grupos de apoyo por Internet ayudan realmente? Según un estudio importante realizado en el 2003, las mujeres con cáncer de mama que participaron en grupos de apoyo online moderados por profesionales y que funcionaban en «tiempo real» (según el modelo de los grupos de apoyo cara a cara de la Wellness Community) registraron una importante reducción en cuanto a depresión y reacciones negativas al dolor, así como un importante aumento en las ganas de vivir y en la búsqueda espiritual. Según otro estudio sobre grupos de apoyo con moderadores profesionales que no funcionaban en «tiempo real» y que incluían temas semiestructurales, se registró también una importante disminución de la depresión, el estrés percibido y el trauma relacionado con el cáncer. En una comparativa entre grupos de apoyo cara a cara y grupos de apoyo online, los dos ofrecidos a través de la TWC para mujeres con cáncer de mama, las participantes obtenían un parecido apoyo y acceso a la información en ambos grupos. Asimismo, los moderadores de ambos ámbitos desempeñaban unos papeles casi idénticos ayudando a las participantes a expresar sus emociones, reformular sus experiencias y aprender las unas de las otras. Así pues, si bien existe una clara necesidad de que prosiga la investigación, parece que los que participan en grupos de apoyo online están recibiendo beneficios parecidos a los que participan en grupos cara a cara. Estos resultados son prometedores en cuanto que actualmente pueden ser atendidas muchas más personas con cáncer.

En febrero del 2003, a tenor de estos resultados, la TWC lanzó la Wellness Community virtual con la dirección www.thewellnesscommunity.org. Este sitio Web es el reflejo de una Wellness Community física con grupos de apoyo gratuitos y moderados por profesionales. Incluye conferencias sobre medicina, programas mente cuerpo y otros servicios para personas afectadas de cáncer. Las Wellness Communities tradicionales (o físicas) crean un marco cuasi doméstico para sus participantes; la Wellness Community virtual hace lo mismo. Existe un aula mente cuerpo, una biblioteca y una cocina llena de información sobre nutrición, y lo mejor de todo es que está siempre abierta. Actualmente existen grupos de apoyo online gratuitos en la Wellness Community virtual, así como otros sitios Web para personas con distintos diagnósticos, entre ellos cáncer de mama, próstata, pulmón, ovarios, páncreas y colorrectal, y para personas con linfoma. Estos sitios son también útiles para grupos de cuidadores. Desde su creación, la Wellness Community virtual ha recibido más de nueve millones de peticiones de información y más de 200.000 visitas.

Si bien existe una gran multitud de sitios de Internet donde encontrar información y charlar con otros supervivientes, conviene tener cuidado sobre el tipo de información que podemos encontrar. Para grupos de apoyo online o salas de chateo, conviene preguntar si las sesiones están dirigidas o moderadas por profesionales. Esto puede ayudar a crear un entorno seguro y que sea un buen lugar para compartir información y sentimientos.

Los beneficios de un grupo de apoyo de la Wellness Community

Como ya comentamos anteriormente en este capítulo, según las investigaciones existen tres principales factores estresantes psicosociales entre las personas que tienen cáncer: pérdida de esperanza, sentimiento de soledad no deseada y pérdida del control. Cada una de estas emociones negativas puede causar muchísimo estrés, hasta el punto de dañar nuestro sistema inmunológico, es decir, la primera línea de defensa de nuestro cuerpo contra el cáncer. En un grupo de apoyo se exploran nuevas maneras de hacer frente a los factores estresantes asociados con el cáncer y con la vida en general.

> *Aunque mi cáncer es un problema a largo plazo, llevo sólo unos meses con la Wellness Community. Sabía de la existencia de grupos de apoyo para pacientes de cáncer, pero me veía incapaz de encontrar uno que sintiera que mi situación era completamente compatible con las preocupaciones de otros pacientes (o me venía incapaz de encontrar uno que fuera accesible). En la última reunión de grupo antes de escribir esto, decidí poner sobre el tapete la «gran cuestión fundamental para mí»... Una buena indicación de que me sentia cómodo con el proceso y con los demás participantes. La TWC se convirtió en un auténtico salvavidas para mí después de unas cuantas sesiones.*

> LOUIS P. DEVOE, participante de
> la Wellness Community de Foothills

El programa del grupo de apoyo de la Wellness Community virtual puede ayudarnos a:

- **Recuperar las sensaciones de esperanza.**
  En la TWC virtual, conoceremos a –y oiremos hablar sobre– muchas personas que han sobrevivido al cáncer. Según la Sociedad del Cáncer Americana, existen más de diez millones de supervivientes de cáncer en Estados Unidos, para muchos de los cuales el cáncer es ya sólo un recuerdo. En nuestro grupo de apoyo, descubriremos que siempre existe esperanza, aun cuando varíe lo que estamos esperando. La esperanza puede darnos la sensación de que la vida vale la pena vivirse y de que existe una razón para seguir adelante, aun cuando nos encontremos en las fases finales de la enfermedad.
- **Reducir las sensaciones de soledad no deseada.**
  Nuestros grupos de apoyo de la TWC permiten abordar la soledad no deseada ocasionada por un diagnóstico de cáncer reforzando los lazos de una comunidad de apoyo que siempre está ahí para animarnos. El

saber que no estamos solos, que estamos conectados con otros que han tenido o están enfrentándose al cáncer, puede ayudarnos a profundizar más y mejor en nuestras percepciones y preocupaciones sobre el cáncer, así como sobre su tratamiento e impacto en nuestra vida. Independientemente de lo amados y de lo apoyados por nuestros familiares y amigos que nos podamos sentir, es normal creer que nadie conseguirá realmente comprendernos si no ha pasado también por esto personalmente; de ahí el valor de estar en un grupo de apoyo online o cara a cara.

- **Recuperar la sensación de control.**
  Participar en cualquier grupo de la TWC puede también ayudarnos a recuperar y mantener un grado aceptable de control sobre nuestra vida. Por ejemplo, cuando los miembros de nuestro grupo comparten entre sí informaciones, experiencias y preocupaciones vitales, juntos pueden abordar la cuestión de la pérdida del control y si están perdiendo más control del que sería deseable o necesario. Después, y como resultado, de las charlas de estos grupos, decidiremos si el tomar medidas para abordar nuestra situación nos ayudará o no a tener un mayor control y, por ende, a mejorar nuestra calidad de vida.

> **La accesibilidad es lo que más importa**
> Los grupos de apoyo online de la Wellness Community ofrecen la ventaja adicional de acceder a sus servicios independientemente de dónde nos encontremos. La falta de programas en nuestra zona, el lugar apartado en que nos encontramos o el sentirnos demasiado enfermos para abandonar nuestro hogar ya no son obstáculos para obtener los servicios de apoyo. ¡Siempre estamos ahí para servirle!

Pautas a seguir en el grupo de apoyo

Los grupos de apoyo semanales de la Wellness Community, tanto online como cara a cara, están pensados en las personas que están involucradas en la lucha cotidiana por recuperarse del cáncer. Cuando llevemos –ya sea nosotros ya nuestra pareja de hecho– sin síntomas, o «sin cáncer», dieciocho meses aproximadamente, lo normal es que abandonemos nuestro grupo semanal. Entonces se nos invitará aprovecharnos de todos los valiosos recursos de la Wellness Community virtual. He aquí algunas de las pautas más importantes que, según nuestra experiencia, contribuyen a que los grupos de apoyo cara a cara y online resulten provechosos y productivos para el mayor número de personas posible:

- Comprometernos a asistir al grupo todas las semanas que podamos. Por supuesto, habrá situaciones relacionadas con nuestro tratamiento y vida personal que impidan la asistencia al grupo. Al margen de esto, son innumerables los participantes que afirman que la asistencia regular mejora la experiencia del grupo general. Si faltamos a tres reuniones seguidas sin notificarlo al grupo, se dará por hecho que nos hemos dado de baja.

- Si no podemos asistir a una reunión de grupo, por favor dejemos un mensaje en el foro de debate dirigido a los participantes de grupos de apoyo online –o a grupos de apoyo cara a cara– y contactemos por e-mail o por teléfono con nuestro moderador u otro participante. A ser posible, demos una explicación de por qué no podemos asistir al grupo, pues los grupos se parecen a una «familia» ampliada; los demás miembros se preocuparán cuando estemos ausentes. Los miembros de nuestro grupo querrán saber si nuestra ausencia se debe a un problema médico o más bien a algo maravilloso que puedan celebrar por nosotros.

- Lleguemos a tiempo a las reuniones. Si llegamos tarde, o faltamos frecuentemente, puede ser una indicación de que el apoyo del grupo no es una solución adecuada para nosotros. Sintámonos libres de hablar de esto con nuestro grupo, especialmente si no estamos seguros de si éste nos conviene o no.

- Permanezcamos la hora y media que dura la sesión. Si por alguna razón debemos irnos antes, hagámoslo saber al grupo al comienzo de la misma.

- Si estamos en algún grupo de apoyo online, podremos acceder a los grupos de apoyo online de la Wellness Community virtual desde cualquier parte, también desde nuestro hogar; pero es importante que sea en un entorno lo más libre posible de eventuales distracciones.

- Si pensamos cambiarnos a un grupo distinto, deberíamos hablarlo con el grupo. Si existe una razón práctica para el cambio, como por ejemplo un nuevo trabajo con horario diferente o un cambio en la programación del tratamiento, el cambio se puede hacer sin problemas.

Como demanda para participar en grupos de apoyo online puede ser alta, ello puede aplazar el cambio a otro grupo. Deberíamos saber también que, periódicamente, algunos miembros de la plantilla en formación puede unirse a nuestro grupo.

La observancia de estas pautas no sólo enriquecerá nuestra experiencia con el grupo de apoyo, sino que además nos asegurará recibir el mejor apoyo posible.

«Nuevos» en un grupo de apoyo

Cuando somos nuevos en un grupo de apoyo, puede que nos sintamos nerviosos por no saber qué hacer o cómo actuar. Pero, tras un período de tiempo muy breve, seguramente nos sentiremos como «uno más de la familia». Por regla general, la gente suele sorprenderse de lo cómoda que se siente enseguida, pese a no haber participado nunca antes en un «grupo de apoyo».

Es recomendable asistir a las reuniones de grupo al menos tres o cuatro semanas antes de decidir si es o no el adecuado para nosotros. Si, después de asistir a varias sesiones, seguimos creyendo que el grupo no satisface nuestras necesidades, no deberíamos tener reparos en dejarlo Siempre es mejor ser francos respecto a nuestras preocupaciones con los demás miembros del grupo, pues éstos podrían ayudarnos también a decidir qué es lo mejor para nosotros.

Es obvio que los grupos de apoyo no son para todo el mundo. Recordemos que existe toda una variedad de maneras de ser pacientes activos, tanto en la TWC como en otros sitios. Todo el mundo está invitado a usar los programas integrales online de la TWC o de cualquiera de sus centros; lo importante es elegir la mejor manera de luchar por la propia recuperación.

Compartir preocupaciones

Las personas que desean compartir sus experiencias, pensamientos y sentimientos suelen recibir más beneficios derivados de su pertenencia a un grupo. El compartir nuestras cosas contribuye a reforzar los sentimientos de proximidad y camaradería. La Wellness Community pretende ser un lugar donde no se tiene necesidad de fingir nada, de encogerse o de creer que hay que mantener a los demás ajenos a nuestros temores y angustias.

El papel del moderador

En la Wellness Community, el papel exclusivo del moderador profesional es un factor esencial que diferencia nuestros grupos de apoyo de cualesquiera otros. El moderador de grupo de la TWC está formado para ayudar al grupo a establecer el marco de la reunión y a suministrar un entorno seguro y compasivo para que la gente pueda relacionarse entre sí de manera productiva y significativa. Nuestro moderador participará en los debates según estime conveniente y aportará algunas de sus opiniones, sentimientos y preocupaciones personales. Los moderadores de grupo de la TWC están experimentados en el funcionamiento eficaz de los grupos, así como en las metas y objetivos de la TWC; pero los componentes del grupo saben mucho más sobre cómo navegar por el piélago del cáncer y sobre el efecto que éste ha tenido en sus vidas. Es nuestra pericia y experiencia personal lo que nosotros aportamos para compartirlo con el grupo en su totalidad. Y, en este sentido, nosotros no sólo nos ayudamos a nosotros mismos, sino que además descubrimos lo mucho que podemos ayudar a los demás.

En nuestra calidad de participantes, nosotros somos los verdaderos expertos. Nosotros sabemos más de nuestra vida y de lo que hay que hacer con ella que cualquier otra persona del planeta. Cada decisión que tomemos sobre nuestra vida será la correcta para nosotros. El moderador y los demás miembros del grupo están para ayudarnos a afrontar los problemas, a formular preguntas peliagudas y a tomar decisiones difíciles; pero no pueden hacerlo en nuestro lugar.

Es mejor no pedir a nuestro moderador que hable con nosotros en privado para tratar de un problema que tal vez nos parece incómodo tratar con el grupo. Lo más probable es que el moderador nos diga que es nuestra responsabilidad plantear esta información ante todo el grupo, pues en la TWC creemos que sus miembros ganan mucho más llevando sus cuitas al grupo; ello les aportará la sensación positiva de haber tomado el control de este aspecto de su vida. Además, al llevar nuestras preocupaciones y problemas ante el grupo, aunque versen sobre el grupo propiamente tal, podemos recibir el beneficio de la retroalimentación de otros que ya han pasado por una situación parecida o que tienen puntos de vista parecidos (o distintos).

Finalmente, recordar que los grupos de apoyo online de la Wellness Community virtual son educativos e informativos y no están pensados como una psicoterapia. El papel de los moderadores es ayudar a mantener el grupo bien centrado y ayudar a los participantes a interactuar más plenamente los unos con los otros. Pero, aunque no pretendamos, o impliquemos, ninguna relación doctor paciente, queremos dejar claro que nos hemos esforzado al máximo para asegurarnos de que la experiencia online del participante es la más útil, positiva y alentadora posible.

Plan de acción del paciente

- Interesarnos más en la vida de los miembros de nuestro grupo.
  Cuanto más interesados estemos por ellos más interesados estarán ellos también por nosotros. Esta amistad excepcional se construye sobre experiencias compartidas y puede servir de antídoto contra cualquier soledad no deseada. Aunque no nos apetezca, hagamos un esfuerzo y planteémonos compartir nuestros pensamientos y preocupaciones; seguro que redundará en nuestro beneficio.

- Participar activamente en los debates del grupo formulando preguntas y suministrando retroalimentación.
  Esto hace que podamos relacionarnos de manera más vital con los demás, elevando así el valor, tanto para nosotros como para el grupo, del tiempo que pasamos juntos.

- Trabar amistad con los miembros de nuestro grupo como individuos mediante el foro de debate, el teléfono, los e-mail o cualquier otra manera que resulte agradable para todos.
  Que los demás miembros del grupo sepan si queremos estar en contacto. Hablemos de nuestros límites. No esperemos que los demás los adivinen.

- Participar activamente en nuestro grupo, pero a nuestro ritmo.
  Abrirse y conocer a gente nueva resulta más fácil para unas personas que para otras. Si conectarnos online y escuchar a los demás funciona para nosotros, empecemos por esto y tratemos de disfrutar de esta primera experiencia de grupo.

Capítulo 15

Bienestar por dentro y por fuera: nutrición y ejercicio*

Las clases sobre nutrición mejoran mi bienestar físico y me ayudan a preparar comidas saludables. (En la Wellness Community) los programas sociales incluían comidas a las que cada cual aportaba algo y en las que se organizaban fiestas como la de carnaval y Halloween. Eran muy divertidas, ¡y se pasaba realmente bien!

LORRAINE TARDOWSKY, participante de
la Wellness Community de Delaware

Durante una enfermedad, tener una buena dieta es especialmente importante dado que el cuerpo exige nutrientes tanto para combatir la enfermedad como para curarse de la misma y de los tratamientos. No obstante, mantener hábitos alimenticios sanos resulta a menudo difícil para personas con cáncer. Muchos pacientes pierden las ganas de comer por toda una serie de motivos; por ejemplo, por los efectos secundarios de los tratamientos; por factores emocionales, entre ellos depresión y ansiedad, o por los cambios químicos producidos por el propio cáncer. Los servicios nutricionales pueden servir de gran ayuda si estamos teniendo problemas a la hora de comer y de mantener nuestro peso.

Preocupaciones nutricionales relacionadas con el tratamiento

La quimioterapia, la radiación, la cirugía y la inmunoterapia, esas herramientas poderosas destinadas a matar las células cancerígenas, también

* Adaptación del material de Carolyn Katzin.

pueden afectar a las células normales o sanas y causar enfermedades que plantean problemas relacionados con la alimentación.

Las operaciones quirúrgicas pueden afectar a la capacidad de la boca, la garganta y el estómago para funcionar debidamente, inflamando estas zonas y retrasando la digestión. La terapia de radiación puede causar mucositis, diarrea, náuseas y vómitos, pudiendo afectar a la capacidad del cuerpo para absorber nutrientes. Los efectos de la quimioterapia en la nutrición dependerán del tipo de fármaco, dosis, duración del tratamiento, ritmo de excreción y otros factores personales. La quimioterapia puede producir diarrea, náuseas y vómitos, así como pérdida del apetito, cambios en la manera de percibir los alimentos y los olores, irritación en boca y/o garganta y estreñimiento.

Existen muchos productos nutricionales que pueden utilizarse para complementar una ingesta reducida de alimentos, como por ejemplo preparados líquidos altos en calorías y/o en proteínas. Estos productos pueden utilizarse junto con alimentos regulares, ya entre comidas ya en vez de las comidas. Además, tomar bebidas reforzadas con proteínas o añadir entre un cuarto y un tercio de taza de leche seca no grasa a una taza de leche líquida puede aumentar la proteína y las calorías.

Algunos pacientes presentan intolerancia o dificultad para digerir o absorber el azúcar de leche, llamada lactosa, después de la quimioterapia o de la radiación abdominal. Entre los síntomas, pueden sensación de hinchazón, retortijones o gases varias horas después de tomar productos lácteos. Añadir una enzima (disponible en comprimidos o gotas líquidas) para que descomponga la lactosa, o utilizar productos lácteos reducidos en lactosa, puede permitir la utilización de productos lácteos y otros, que son una fuente excelente de calorías y de proteína.

Directrices nutricionales

Según estimaciones de varias instituciones dedicadas a estudiar el cáncer, al menos el treinta y cinco por ciento de todos los cánceres tienen que ver con la dieta. Para las mujeres, el porcentaje sube a la mitad de todos los cánceres. Una buena alimentación es vital para un sistema inmunológico sano, el cual nos protege del cáncer y nos ofrece resistencia contra el mismo. He aquí un resumen de las directrices de estas instituciones para que cada cual las adapte a su circunstancia:

Tomar una variedad de alimentos sanos, con hincapié en los de origen vegetal:

- Tomar todos los días cinco o más porciones de verduras y frutas variadas.

- Preferir los granos integrales a los granos y azúcares procesados (refinados).

- Limitar el consumo de carnes rojas, especialmente las procesadas y altas en grasa.

- Elegir comidas que ayuden a tener un peso sano.

Adoptar un estilo de vida activo en el plano físico:

- Adultos: practicar al menos una actividad moderada durante treinta o más minutos cinco o más días a la semana; cuarenta y cinco minutos o más de actividad entre moderada y vigorosa cinco o más días a la semana pueden ayudar también a reducir el riesgo de cáncer de colon.

- Niños y adolescentes: hacer al menos sesenta minutos al día de actividad física entre moderada y vigorosa al menos cinco días a la semana.

Mantener un peso saludable durante toda la vida:

- Equilibrar la ingesta de calorías con la actividad física.

- Perder peso si tenemos actualmente sobrepeso u obesidad.

- Si tomamos bebidas alcohólicas, limitar su consumo.

Directrices dietéticas durante todo el ciclo del tratamiento

Si nos han diagnosticado cáncer, la alimentación es una de las cosas más importantes a tener en cuenta durante el tratamiento, del que forma parte. Observar una dieta sana puede ser decisivo para el éxito de nuestro tratamiento. Un principio práctico muy sencillo es mantener un peso corporal constante a lo largo del tratamiento en la medida de lo posible. Esto no significa ni ganar ni perder demasiado peso (por ejemplo, fluctuaciones de más de dos kilos y cuarto por semana para un adulto de estatura media). Equilibremos nuestra ingesta con una actividad física modulada según nuestra capacidad personal.

Antes del tratamiento

- **Cirugía:** una dieta de carne magra baja en grasas (menos del veinticinco por ciento de calorías) y alta en proteínas (unos trescientos gramos, así como pescado, pollo o pavo) antes de la intervención. Complementarlo con una amplia gama vitamínica y mineral, con un cien por cien de la cantidad de ingesta diaria recomendada. A modo adicional, 500 mg de vitamina C con energía bioflavonoide cada ocho horas puede resultar beneficioso para la curación. Dejar los complementos de vitamina E, vitamina K, onagra , borraja o aceites de pescado una semana antes de la operación, pues pueden hacer que la sangre sea menos espesa.

- **Radiación:** ninguna dieta especial.
- **Quimio:** una dieta baja en grasas y alta en carbohidratos el día antes de la quimioterapia. Evitar complementos el día del tratamiento.

Durante el tratamiento

- **Cirugía:** seguir el protocolo del cirujano.
- **Radiación:** calorías de carbohidratos suplementarias para tener más energía.
- **Quimio:** evitar comidas favoritas en un plazo de veinticuatro horas antes del tratamiento para evitar asociaciones negativas con ellas en un momento posterior. Una dieta baja en grasa (menos de tres cucharadas soperas o 40 gramos de grasa/aceite al día); dieta alta en carbohidratos (principalmente carbohidratos complejos o fécula granulosa, fruta y verduras), con pequeñas cantidades de proteína de buena calidad. El pollo de carne blanca, el pescado y los huevos son fáciles de digerir. Los batidos de fruta a base de polvo, ticos en proteínas, son también buenos. Evitar superar la cantidad recomendada de ingesta de complementos antioxidantes.

Después del tratamiento

- **Cirugía:** dieta alta en proteínas (unos trescientos gramos de carne magra, aves de corral, pescado o 2-3 huevos). Complementos regulares, como se ha indicado más arriba. Complementos antioxidantes, incluidos 400 IU de vitamina E y 1.000 mg de vitamina C al día.
- **Radiación:** dieta energética alta en proteínas. Sin lactosa y relativamente baja en azúcares simples (sacarosa y miel) para evitar malestar intestinal.

- **Quimio:** comidas pequeñas y frecuentes fáciles de digerir, como pescado, pollo, arroz, patata asada, plátano o compota de manzana. Estimular el apetito con cerveza de jengibre. Si el peso cae de manera rápida, añadir un batido de fruta y/o productos sustitutorios de alimentos. Evitar la lactosa, según lo indicado más arriba.

Alimentación y quimioterapia:

- Tomar gran cantidad de fluidos (al menos dos litros en total), a poder ser líquidos poco densos, como agua, zumo de manzana y caldos claros, y/o comer Jell-O®. Evitar los líquidos que contengan cafeína, como el té, el café y las colas, ya que son deshidratantes.

- Pequeñas y frecuentes cantidades de comida en vez de grandes comidas, para facilitar la digestión.

- Tomar galletas saladas, tostadas finas, pasta y patata asada si sentimos náuseas.

- Emplear el concepto de Expedient Diet (dieta viable) y después, cuando tengamos más fuerzas, desquitarnos comiendo menos saludablemente.

- Tomar aguacates a menudo, pues es una excelente fuente de calorías, ácidos grasos esenciales, potasio y glutatión, a no ser que nos lo hayan contraindicado (si seguimos una medicación de procarbazine u otra que requiera una dieta baja en tiramina).

Consejos nutricionales para determinados fármacos	
Asparaginasa, Elspar	Tomar líquidos suplementarios. Consumir calorías suplementarias.
Busulfán, Myleran	Tomar líquidos. Tomar alimentos ricos en vitamina B.
Carmustina, BCNU	Alimentos suaves, aguacate.
Clorambucil, Leukeran	Evitar alimentos ricos en purina (hígado, caviar, sardinas, anchoas). Tomar mucho magnesio, potasio y alimentos ricos en zinc (granos integrales y frutos secos). Tomar líquidos suplementarios.
Cladribina, 2-Cda, Leustatin	Sin dieta específica.
Ciclofosfamida, Cytoxan	Tomar líquidos suplementarios. No economizar en alimentos que contengan sal o sodio. Evitar el alcohol. Tomar alimentos suaves y bajos en grasa.
Citarabina, Ara-C, Cytosar-U	Tomar líquidos suplementarios. Alimentos suaves, aguacate.

Daunorubicina, Cerubidine	Tomar líquidos suplementarios. Tomar alimentos ricos en vitaminas B, particularmente riboflavina (leche, carne magra, yemas de huevo, germen de trigo).
Doxorubicina, Adriamicina	Líquidos suplementarios. Alimentos ricos en vitaminas B, sobre todo riboflavina (véase más arriba).
Etoposide, VePsid, VP-16	Alimentos suaves, aguacate.
S-Fluorouracil, Adrucil	Líquidos suplementarios. Alimentos ricos en vitaminas B.
Fludarabina, Fludara-IV	Líquidos suplementarios
Hidroxiurea, Hydrea	Líquidos suplementarios
Idarubicina, Idamycin	Líquidos suplementarios
Ifosfamida, Ifex	Líquidos suplementarios
Lomustina, CeeNU	Alimentos suaves. Aguacate
Mecloretamina, Mustargen	Líquidos suplementarios. Restringir azúcares simples
Melfalán, Alkeran	Líquidos suplementarios
Mercaptopurina, Purinethol	Líquidos suplementarios. Evitar el alcohol y los alimentos ricos en purinas (anchoas, riñones, hígado, extractos cárnicos, sardinas, alubias y lentejas). Tomar alimentos ricos en vitaminas B, como germen de trigo.
Metotrexate, Mexate	Líquidos suplementarios. Evitar alcohol. Dieta suave. Tomar alimentos que produzcan orina alcalina para ayudar excreción (almendras, leche, fruta y verduras, salvo arándanos, ciruelas, maíz y lentejas).
Mitomicina, Mutamycin	Líquidos suplementarios. Dieta suave, aguacate. Tomar alimentos ricos en ácido fólico (verduras con hojas, cítricos) y alimentos ricos en calcio (alimentos lácteos y bróculi)
Mitoxantrone, Novantrone	Líquidos suplementarios (para aclarar la orina).
Pentostatina, Nipent	Alimentos suaves, aguacate.
Procarbazine, Matulane	Evitar alimentos con tiramina (quesos curados, yogures, pasas, berenjena, higos secos, salchichón, crema agria, aguacates, plátanos, salsa de soja, habas, carnes ablandadas, etc. Pedir lista al médico). Mantener dieta sin tiramina durante catorce días después de terminado el tratamiento. Nada de alcohol.

Tamoxifeno, Nolvadex	Evitar alimentos altos en grasa. Ejercicios regulares para minimizar el posible efecto secundario de aumento de peso. Tomar alimentos ricos en calcio y magnesio (lácteos, bróculi, frutos secos y semillas).
Taxol	Líquidos suplementarios
6-Tioguanina, Tabloid	Dieta alta en fibra.
Vinblastina, Velban	Líquidos suplementarios
Vincristina, Oncovin	Líquidos suplementarios. Dieta suave, aguacate.
Nuevos agentes contra el cáncer	
Interferón (Intron recombinante, (Roferon)	Líquidos suplementarios. Dieta suave, aguacate.
Otras citoquinas	Tomar muchas proteínas.
Fármacos utilizados con la quimioterapia	
Dexametasona, Decadron	Dieta baja en sales, alta en potasio (aguacate, plátanos, cítricos, mayoría de verduras). Adecuar cromo a dieta (granos integrales y levadura de cerveza).
Prednisona, Deltasone	Dieta baja en azúcar. Nada de alcohol.
Meticorten, Orasone	Dieta baja en sal, alta en potasio. Nada de alcohol. Adecuar cromo a dieta (véase más arriba).
Mesna, Mesnex	Gran cantidad de líquidos.

Si nuestro oncólogo está utilizando combinaciones de medicamentos, adaptemos el menú para poder retener la mayor parte de los fármacos. Acordémonos de hablar con nuestro médico acerca de la alimentación. Pidamos una consulta dietética con un dietista registrado o especialista en nutrición diplomado.

He aquí un ejemplo de consejo dietario para un régimen combinado. «Evitar alimentos grasos. Tomar pequeñas cantidades de sabores suaves. Evitar el alcohol, las comidas con muchas especias o mucho ácidos (como arándanos, piña, limones, etc.). Centrarnos en las verduras, carnes magras cocidas en caldo, en estofados o en sopas y cereales de grano integral. Muchos regímenes de quimioterapia afectan a los glóbulos de nuestra sangre. Si no hay ninguna contraindicación, puede recomendarse un complemento hematínico (generador de sangre). Consultar al oncólogo».

Hace seis años, empecé a tener dolores en la región lumbar, y el escáner que me hicieron reveló un tumor de tres centímetros en el riñón. Después de recabar tres opiniones distintas, decidimos hacer la quimio (VCP) durante seis semanas y luego tomar Rituxan. El Rituxan lo toleré fácilmente y, a los ocho meses, todos los tumores visibles habían desaparecido. Por ahora, sigo teniendo nódulos que aparecen y desaparecen solos. Sé que tengo cáncer, pero sé también que, manteniéndome en forma y tomando alimentos sanos, mi cáncer está bajo control.

MATHEW ACCARDO, participante de
la Wellness Community de Bay Cities Sur

Tratamiento de radiación y alimentación

La radiación puede afectar a nuestras papilas gustativas: los alimentos pueden sabernos más amargos, o podemos sentir un sabor metálico en la boca. Procurar marinar las carnes para obtener mejor sabor. Los alimentos fríos pueden resultar más sabrosos que los calientes. Usar hierbas como el tomillo, el estragón, la menta o la albahaca para potenciar el sabor. O añadir salsas como compota de manzana, aliños de yogur o aliños de ensalada para hacer la comida más fácil de masticar. Probar los batidos de leche en polvo proteínica de suero o soja. Ensure® u otras dietas elementales envasadas también pueden ser opciones útiles; buscar las últimas versiones más adecuadas para la enteritis de radiación o para otras situaciones de diarrea crónica (como por ejemplo Boost® o Resolve®). Para mayor eficacia, el tratamiento de radiación no debería combinarse con complementos de dosis altas de antioxidantes (beta caroteno, vitaminas C y E o glutatión). Las cantidades encontradas en una dieta mixta normal no interferirán con el tratamiento. Para neutralizar los problemas gastrointestinales, tomar un complejo adicional de vitaminas B, como nueve comprimidos de levadura de cerveza al día o en un complemento. Podemos tomar también algo más de cien gramos de zumo de aloe vera como bebida tonificante. Evitaremos la leche y productos lácteos, pues podría desarrollarse intolerancia a la lactosa. El yogur de cultivo vivo puede tolerarse bien. Emplear leche sin lactosa o productos de suero de leche para minimizar el malestar con los productos lácteos. Ensure y otras bebidas sustitutivas de comidas carecen de lactosa.

Otros alimentos beneficiosos

- **El ajo.**
  Alicina es un agente anticancerígeno débil encontrado en el ajo.
  Reconocido ya en el 1550 a.C. como tratamiento contra el cáncer.

- **Pycnogenol.**
  Este poderoso antioxidante se encuentra en las semillas de uva y
  en un extracto de pino. Si se tienen problemas de hígado
  relacionados con el alcohol, no tomar este producto ni tampoco
  megadosis de betacaroteno por las mismas razones.

- **Cardo de leche** *(Silibum marianum).*
  Esta hierba puede ayudar a la desintoxicación y al apoyo general
  de los sistemas de la enzima de desintoxicación del hígado. Útil
  después de la quimioterapia.

- **Coenzima Q10.**
  Es otro antioxidante que puede resultar beneficioso durante el
  tratamiento. Tomar 50-150 mg al día, o lo que nos prescriba el
  profesional de la alimentación.

- **Papaya verde y piña.**
  Muchos frutos tropicales contienen enzimas naturales que pueden
  resultar beneficiosas de manera preventiva y durante el
  tratamiento.

- **Té verde.**
  Contiene principios botánicos protectores. Tomar un poco cada
  día.

Bebidas energéticas naturales

Muchos tratamientos del cáncer pueden hacer que nos sintamos sin energías. No sólo eso, sino que además los alimentos pueden resultarnos insípidos, poco apetecibles. He aquí algunas recetas para estimularnos el apetito
y animarnos un poco de manera natural. Un aderezo de fruta fresca o de
menta puede añadir atractivo.

Batido de fruta

Una taza de yogur desnatado
Un plátano maduro
Unas gotas de extracto de vainilla
Una cucharada de miel
Una cucharada de coco (opcional)

Batir unos cubitos de hielo durante unos minutos en una batidora, añadir luego los ingredientes y mezclar hasta que quede todo suave. El plátano se puede sustituir por fresas o frambuesas heladas, media papaya o mango o unos trozos de piña.

Batido de zumo de fruta

Dos tazas de zumo de manzana
Un plátano maduro
Media taza de fresas o frambuesas heladas
Media taza de zumo de piña
Mezclar los ingredientes en una licuadora. Servir frío.

Bebidas energéticas

Mezcla seca

Una taza de almendras peladas
Una taza de semillas de sésamo
Dos cucharadas soperas de proteína en polvo; las fuentes proteínicas proceden de soja aislada (de alubias de soja), suero de leche o caseína (proteína de leche) y/o albúmina (yema de huevo).
Mezclar los ingredientes en una licuadora y batir hasta que queden líquido. Esta mezcla se puede guardar en el frigorifico durante un período máximo de dos semanas, en un tarro herméticamente cerrado. Mezclar con doscientos cincuenta gramos fluidos de mezcla fría y tomarlo como potenciador o sustituto de la comida. Utilizar proteína en polvo sólo si no se dispone de otros ingredientes.

Mezcla fresca

Un plátano maduro
Una taza de zumo de fruta (manzana, arándanos o similares)
Media taza de agua mineral
Miel al gusto (opcional)
Mezclar los ingredientes en una licuadora con una cucharada sopera de la mezcla seca. Beber despacio.
Podemos añadir bayas frescas para potenciar los productos envasados.

La inmunosopa

Esta sopa a base de verduras es alta en nutrientes reforzadores del sistema inmunológico. Es fácil de digerir y constituye una comida que llena bastante, a pesar de ser baja en calorías. Como es también alta en fibra dietética, refuerza el estado del colon. Una dieta de entre veinticinco y treinta gramos de fibra al día mejora la regulación interna de las hormonas. Más de treinta y cinco gramos puede dificultar el metabolismo mineral, por lo que no es recomendable.

Un apio entero
Un puñado de perejil
Un cuarto de kilo de judías verdes
Cuatro calabacines
Medio kilo de espinacas frescas, hojas de remolacha o acelgas
Medio pimiento verde dulce
Medio pimiento rojo
Un manojo de cebolletas
Una patata grande
Tres zanahorias medianas
Un trozo de coliflor o el doble de cantidad de bróculi
Un nabo o colinabo
Una chirivía
Dos dientes de ajo fresco picado
Hierbas al gusto (tomillo, romero, orégano, mejorana, etc.). También son posibles otras verduras; podemos experimentar con distintas verduras de temporada y con las que más nos gusten.

Lavar, cortar, picar o rayar todas las verduras, obteniendo trozos del mismo tamaño. Meter las verduras de raíz (zanahorias, patata, nabo, colinabo o chirivía) en una cacerola grande. Llenarla hasta la mitad de agua y ponerla a hervir. Tapar y dejar a fuego lento durante diez minutos. Añadir todos los demás ingredientes y salpimentar a voluntad. Volver a hervir y cocer durante uno o dos minutos sin tapar. Tapar y dejar al fuego lento otros cuarenta minutos. Ajustar el aderezo y servir caliente o fría.

*Esta sopa mejora con el paso del tiempo. Enfriarla rápidamente y me-
terla en el frigorífico, o congelar porciones individuales para una comida rápida. Asegurémonos de recalentarla por completo, y dejar hervir
durante al menos dos minutos cuando se vuelva a calentar. En las verduras hay muchos factores botánicos anticancerígenos o fitoquímicos, que
ayudan a nuestro sistema inmunológico. Esta sopa es una buen manera
de obtener nuestra protección diaria de nutrientes de base vegetal. La
sopa contiene menos de tres gramos de grasa (tipo beneficioso).*

*El tamari, la salsa de soja o los aminoácidos líquidos Bragg mejoran el
sabor. Podemos añadir más energía de carbohidratos añadiendo arroz
integral, alfalfa, pasta, judías envasadas o maíz. Servir con pan caliente.*

Da para tres o cuatro tazones.

Consejos alimenticios durante el tratamiento del cáncer

Comer bien es vital para participar en nuestra propia recuperación desde
una posición beneficiosa. Conviene elegir alimentos sanos que nos revitali-
cen durante este período tan importante de nuestra vida. Cada vez que elegimos una fruta, verdura o alimentos ricos en proteínas, estamos dando a
nuestro cuerpo lo que necesita para combatir el cáncer. Mejorar la alimentación también puede ayudarnos a resistir a los efectos secundarios de la quimioterapia, radiación o cirugía. Algunos tratamientos pueden hacer que comer nos resulte una actividad difícil o desagradable.

A continuación ofrecemos algunas sugerencias concretas que nos ayuden a afrontar mejor parte de los problemas más corrientes relacionados
con el tratamiento. Aun cuando algunas de estas sugerencias puedan entrar
en conflicto con nuestra idea habitual de «alto en fibra» o «bajo en grasa sa-
turada», mantener un peso corporal razonablemente constante es nuestra
prioridad principal en estos momentos. Las grasas o aceites de fuentes que
contengan más que los ácidos grasos beneficiosos son útiles para fomentar
las calorías al tiempo que refuerzan nuestra inmunidad. Entre los ejemplos
se incluyen las aceitunas (y el aceite de oliva), los aguacates, los frutos se-

cos (las almendras, las nueces y las nueces de Brasil son particularmente buenas, y las mantequillas de frutos secos son unas forma valiosa de consumirlas) y la pipas (de girasol o de calabaza).

Para masticar y tragar mejor

- Tomar alimentos preparados al vapor (por ejemplo, sopas, estofados, huevos, pastas, quiches, guisos).
- Añadir jugo de carne, salsas, mantequilla, mayonesa o aliños de ensalada para que los alimentos resulten más fáciles de ingerir.
- Evitar los alimentos con demasiado aliño, picantes, agrios o ácidos (prescindir de los cítricos, tomates y salsa de chile).
- Evitar el alcohol y el tabaco.
- Los alimentos fríos pueden resultar calmantes si existen llagas en la boca. Utilizar una paja.
- Mantener nuestra ingesta calórica alta utilizando bebidas sustitutivas de alimentos.
- Si tenemos dificultad para tragar la sopa, probemos con una taza o vaso en vez de con la cuchara.
- Las bebidas carbónicas pueden ser más fáciles de ingerir.

Contra la diarrea

- Evitar alimentos que contengan gran cantidad de fibra, como por ejemplo panes o cereales de trigo integral, frutas y verduras crudas (menos los plátanos), verduras cocinadas con semillas o cáscara, judías, frutos secos y maíz tostado. El pepino y la lechuga pueden resultar difíciles de digerir.
- Tomar alimentos solubles en agua y ricos en fibra (como compota de manzana o puré; o ispágula, como por ejemplo Metamucil).
- No beber durante las comidas, beber mucha agua entre las comidas.
- Hacer comidas frecuentes, a la manera de tapas, en vez de tres comidas grandes.
- Los alimentos y los líquidos deberían estar calientes o a la temperatura ambiente en vez de muy calientes o muy fríos.

- Con diarrea aguda, restringir la dieta durante una jornada a líquidos poco espesos y calientes, como por ejemplo, un caldo, cerveza de jengibre insípida sin gas, té o zumo de manzana. Consultar al médico si persiste más de un día.

Contra las náuseas y/o las ganas de vomitar

- Comer y beber despacio.
- Hacer comidas poco abundantes y frecuentes.
- Evitar alimentos grasientos o grasos, y fritos.
- Descansar después de las comidas.
- Si se tienen náuseas por la mañana temprano o después de comer, probar una galleta salada o una tostada seca.
- Recuperar las calorías perdidas cuando nos sintamos más cómodos.
- Si los olores de la cocina nos producen náuseas, probar el microondas. Utilizar un extractor de aire potente mientras se está cocinando, o comer fuera si el tiempo lo permite. Procurar tomar alimentos helados o fríos, que despiden menos olor.

Contra la pérdida de apetito

- Si no se tiene apetito a la hora de comer, convertir el desayuno o el almuerzo en nuestra comida principal. Igualmente, si no se tiene hambre a la hora del desayuno, tomarlo más entrado el día.
- Comer con mayor frecuencia, pero cantidades de comida más pequeñas.
- Tener siempre algo que picar en nuestro bolso o en el coche.
- Procurar que la comida presente un buen aspecto; cuidar la guarnición, la cubertería, etc.
- Experimentar con los sabores; puede que descubramos que cosas que no nos gustaban antes nos gustan ahora.
- Puede que los alimentos fríos o a temperatura ambiente nos resulten más atractivos.
- Un vaso de vino o de cerveza podría incrementar nuestro apetito (consultar antes a nuestro médico, en caso de que el alcohol esté contraindicado con nuestra medicación).

- Aumentar la ingesta calórica de los alimentos que podamos tomar con una pequeña cantidad de aceite de oliva *light* (sabor menos fuerte, pero no con menos calorías).
- Probar algunos de los complementos alimenticios comercialmente preparados o fécula sin sabor, disponibles en la mayor parte de las farmacias y tiendas de dietética. Añadir bayas frescas o zumo para mayor variedad y adicionales factores botánicos.

Relación entre la grasa en la dieta y el cáncer

Según estudios recientes, muchos de los cánceres relacionados con las hormonas (de mama, colorrectales y de próstata) están vinculados a una elevada ingesta de proteína y grasa animal. Lo más prudente es que los diagnosticados con uno de estos tipos de cáncer reduzcan la grasa de la dieta en alrededor del veinte por ciento de las calorías procedentes de grasa (alrededor de cuarenta gramos o de cuatro cucharadas soperas), con sólo un cinco por ciento proveniente de fuentes animales (mantequilla, leche, yogur, carne, etc.) y un diez por ciento o más de pescados o del reino vegetal (verduras, frutos secos, semillas y frutas, como el aguacate y las aceitunas).

Recordemos que un déficit de grasa también es perjudicial y que, si bajamos más del quince por ciento de nuestras calorías provenientes de la grasa (aproximadamente una a dos cucharadas soperas de aceite al día), entonces conviene utilizar un complemento de borraja o de aceite de linaza para tener los ácidos grasos esenciales, los cuales se necesitan para la función cerebral y nerviosa, así como para una textura de la piel saludable. Un grupo de expertos compuesto por nutricionistas y científicos de los Institutos Nacionales de la Salud estadounidenses han concluido recientemente que el cociente entre ácidos grasos omega-6 y omega-3 debería ser cuatro o menos. En Estados Unidos, las ingestas dietéticas habituales son mucho más altas, situándose entre diez y viente. Podemos mejorar el cociente reduciendo omega-6 y añadiendo omega-3. Los complementos de aceite de pescado pueden ayudar, especialmente si no nos gusta demasiado el pescado.

Si nos han diagnosticado otro tipo de cáncer, o sólo queremos comer una dieta sana, deberíamos comer aproximadamente el veinticinco por ciento de nuestras calorías provenientes de grasa, predominantemente de pescado o fuentes vegetales. Los ácidos grasos omega-3 se encuentran en pescados oleaginosos y en algunos frutos secos, semillas y verduras. En una dieta corriente moderna tomamos menos cantidad de estos ácidos grasos esenciales, y, según estudios recientes, nos beneficiaría mucho un complemento. La onagra, la linaza y la borraja son buenas fuentes de ácido gamma linoleico, el cual es también importante para regular las hormonas y las prostaglandinas (hormonas locales que actúan a corto plazo).

Las enzimas digestivas

Las enzimas digestivas son proteínas que ayudan a la descomposición de componentes alimenticios tales como proteínas, carbohidratos y grasas. Los fragmentos más pequeños se vuelven digeribles o susceptibles de quedar absorbidos por el cuerpo, desde el tracto intestinal. He aquí cómo funcionan: las *proteasas* descomponen las proteínas, las *amilasas* descomponen los carbohidratos y las *lipasas* descomponen las grasas.

Se ha descubierto que la bromelaína, la papaína y otras proteasas son beneficiosas para el sistema inmunológico. Según varios estudios, existe un mayor número de glóbulos rojos y de actividad de glóbulos blancos cuando se toman a diario complementos de 250 mg o más. A muchas personas les parece que los complementos de enzimas son beneficiosos durante la quimioterapia, ayudando posiblemente a inducir la muerte programada de células o apoptosis. La bromelaína se encuentra en la piña fresca, y la papaína proviene de la papaya fresca. Como las enzimas son proteínas, se desnaturalizan fácilmente con el calor, lo que significa que no hacen su trabajo de manera eficaz al quedar su forma alterada.

¿Por qué necesitamos tomar complementos de enzimas? La vida actual es tan estresante que casi nadie segrega suficientes enzimas digestivas. Esto tiene como resultado malestar intestinal y gases. Las enzimas digestivas complementarias pueden ayudar a reducir estos síntomas, haciendo que nos sintamos más a gusto durante el tratamiento del cáncer.

Ejercicio y actividad física

El ejercicio es la realización de actividad física que nos obliga a utilizar energía. Es importante ejercitarnos todo lo que nos permita nuestra enfermedad con el fin de mantener los músculos funcionando de la mejor manera posible. El ejercicio ayuda a prevenir problemas asociados con la inmovilidad tales como rigidez en las articulaciones, problemas respiratorios, estreñimiento, irritaciones en la piel, falta de apetito y cambios mentales.

Como consecuencia de los tratamientos del cáncer, no es inhabitual perder fuerzas y perder la condición física, independientemente del anterior nivel de forma. El cansancio, el dolor y los ajustes emocionales que pueden acompañar a los grandes cambios producidos en el cuerpo –como por ejemplo estar demasiado débiles para realizar actividades cotidianas sin asistencia– pueden también pasar factura. A muchas personas les parece que practicar alguna forma de ejercicio les ayuda a incrementar paulatinamente su aguante y capacidad para funcionar de manera más independiente, lo que puede tener también beneficios en el plano emocional.

Algunas de las cosas que pueden ser beneficiosas son, por ejemplo, cuidarnos a nosotros mismos todo lo que podamos, dar un paseo cada día e incorporar ejercicios de movilidad activos o pasivos según nos indiquen nuestra enfermera, médico o fisioterapeuta. No nos interesa en absoluto permanecer en la cama, tener poco movimiento o dejar que los demás hagan lo que podemos hacer por nosotros mismos.

Por supuesto, deberíamos contactar con nuestro médico si nos sentimos cada vez más débiles, si aumenta el dolor o notamos dolores de cabeza, visión borrosa, embotamiento u hormigueo.

Algunas personas pueden beneficiarse de algunos servicios y de la rehabilitación física, que están destinados a ayudarnos a funcionar con la mayor normalidad posible. Estos servicios los prestan terapeutas físicos y ocupacionales, así como asesores de rehabilitación bajo la dirección de un médico ya sea en un hospital, en un entorno extrahospitalario o en nuestra propia casa. La fisioterapia puede ayudarnos a recuperar fuerzas tras una operación importante; la terapia ocupacional puede ayudar a incrementar la fuerza y coordinación de nuestro cuerpo o a reevaluar nuestra capacidad para reanudar nuestras actividades cotidianas; asimismo, el asesoramiento rehabilitador puede ayudarnos a hacer frente al impacto emocional de nuestra enfermedad.

Además de beneficios físicos, la participación en actividades de bajo impacto, como por ejemplo el yoga y el Tai chi, pueden ayudarnos a centrar la mente, aliviar la tensión y la ansiedad, reducir el estrés y proporcionarnos un renovado sentido de totalidad y bienestar.

Cuando hagamos ejercicios físicos, recordemos que no conviene confundir ser «activos» con ser «hiperactivos». Necesitamos absolutamente descanso y relajación durante y después de los tratamientos del cáncer. El agotamiento puede debilitar las defensas físicas y emocionales, y el cansancio puede hacer que nos sintamos deprimidos y desanimados.

Cuidarnos al máximo

Como el tratamiento del cáncer y la lucha contra la enfermedad pueden acaparar todas nuestras energías y un poco más, es esencial mantener nuestra salud y bienestar a lo largo del tratamiento y de la recuperación. La atención a estas dos cosas puede hacer no sólo que nos sintamos mejor, sino que además mantengamos alejada la probabilidad de las recaídas. Es de todo punto necesario observar meticulosamente nuestra dieta, descansar mucho y hacer ejercicio también todo lo que podamos para mantener cuerpo y alma en su punto óptimo y así poder luchar mejor contra el cáncer.

Plan de acción del paciente

- Atender a las necesidades de descanso y sueño de nuestro cuerpo

- Nos beneficiará estar en entornos naturales y acompañados de personas que no agoten nuestras energías.

- Como las necesidades nutricionales de cada persona son muy distintas, deberíamos ver a un nutricionista o dietista durante esta época para que nos ayude a tomar decisiones sobre una alimentación sana.

- Llevar un diario semanal de lo que comemos y nos ejercitamos, y ponerlo encima del frigorífico. De esta manera podremos seguir de cerca nuestros cambios, lo que será de gran valor para nosotros mismos, nuestra familia y nuestro equipo terapéutico.

- Cuidar de manera especial nuestra higiene personal durante este período de tiempo.

Capítulo 16

Ante un camino incierto: gozos y desafíos de sobrevivir al cáncer

Reservé más tiempo para mí, descubrí que esta vez era más importante cuidarme a mí misma. Ahora me resultaba más fácil expresar mis sentimientos para con la familia y los amigos. Cada nuevo día es ahora muy valioso, en vez de resultarme un latazo. Disfruto trabajando, y además tengo tiempo para hacer lo que me hace feliz. Dicen que el simple pensar o planificar algo divertido puede aumentarnos las endorfinas. ¡Estoy por esta labor!

DONNA PEDDICORD, participante de
la Wellness Community de Vally/Ventura

El término «superviviente de cáncer» tiene connotaciones diferentes para cada persona. Ser un «superviviente» puede referirse a cualquier persona a la que se le ha diagnosticado un cáncer, independientemente de la fase o curso de la enfermedad, y hay quien se considera superviviente desde la época del diagnóstico. Y todavía otras personas se consideran supervivientes una vez que han terminado los tratamientos y o bien están curados o en remisión.

Como consecuencia de las mejoras producidas gracias a diagnósticos y tratamientos tempranos, algunas formas de cáncer resultan más bien una enfermedad crónica para muchas personas, lo que significa que podríamos tener ciclos de enfermedad, tratamiento y luego recuperación recurrentes. La recaída puede darse en todos los tipos de cáncer.

Muchas personas afirman que el miedo a recidivas es de lo peor que hay, especialmente cuando ha terminado el tratamiento. El reto es aprender a vivir en el día a día y equilibrar el miedo a una recaída con el deseo de disfrutar de la salud y el bienestar. Es durante este período cuando más se suele valorar a los grupos de apoyo y la terapia individual.

Si experimentamos una recaída, puede que sintamos más desasosiego que cuando nos diagnosticaron cáncer la vez primera. Sin embargo, muchas personas afrontan sorprendentemente bien las subsiguientes recaídas, pues saben lo que esperan, están más versadas en las opciones de tratamientos y en cómo encontrar apoyo, y han aprendido a utilizar estrategias de paciente activo que les ayudan a mantener el control y la esperanza. Ser paciente activo es nuestra herramienta más importante para la supervivencia respecto del cáncer a largo plazo.

Hacer frente a las reacciones de los demás

Si bien nosotros podemos recuperar una sensación de paz y equilibrio a pesar de la posibilidad de una recidiva, hacer frente a los sentimientos y opiniones de quienes nos rodean puede ser una historia completamente distinta. Lo más probable es que, al terminarse el tratamiento del cáncer, la familia y los amigos nos animen a «seguir con nuestra vida normal», como si no se dieran cuenta del fuerte impacto que la experiencia del cáncer ha podido tener en nosotros. Por su parte, muchas personas con cáncer hablan a veces de su vida «d. C.» (después del cáncer) y de que no podrían nunca volver a «a. C.» (antes del cáncer). Éstos pueden resultar unos conceptos difíciles para nuestros amigos y familiares, que quieren que dejemos la experiencia detrás de nosotros.

Para nosotros, como supervivientes de cáncer en cualquier fase del tratamiento o recuperación que nos encontremos, es importante aceptar nuestros sentimientos y encontrar lugares donde poder expresar sin temor estos sentimientos. También conviene tener en cuenta que hay otros supervivientes de cáncer que tienen miedos y preocupaciones que pueden resultarles difícil expresar a amigos y familiares bienintencionados que les apremian para que «dejen todo eso detrás».

Pero, como probablemente sabemos de sobra, el cáncer no es algo que uno pueda olvidar fácilmente. Las angustias siguen presentes cuando termina el tratamiento activo y empieza la «fase de espera». Un resfriado, dolor de cabeza o calambre pueden ser causa de auténtico pánico. Cuando se acercan las revisiones, nosotros, así como nuestros familiares y amigos, probablemente nos movamos entre la esperanza y la ansiedad. Según pase el tiempo, y esperemos que llegue ese punto mágico de los cinco años, puede que experimentemos un aumento de ansiedad en vez de una sensación de mayor seguridad. Puede haber también efectos secundarios a largo plazo fruto tanto del cáncer como del tratamiento, lo que, según el tipo de cáncer, pueden ir desde la infertilidad hasta tener colostomía permanente. Ser superviviente implica reconocer y aceptar estas pérdidas y cambios, y también entender que existe una «nueva normalidad» para nuestra vida, y que esta «nueva normalidad» es algo a lo que no sólo nos enfrentamos nosotros, sino también casi todos los supervivientes de cáncer.

Asociaciones y centros de seguimiento y soporte

Existen numerosas asociaciones y centros de soporte que ofrece terapia, ayuda financiera, ayuda en el empleo o información sobre opciones de tratamiento y nuestros tratamientos en curso, destinados a todos los supervivientes de cáncer, incluidos los propios diagnosticados, así como sus cuidadores, familiares y amigos. Entre sus servicios podemos encontrar:

Asesoramiento sobre el cáncer:

- Información sobre tipos de cáncer y cuestiones relacionadas con la supervivencia.
- Opciones de tratamiento.
- Cómo encontrar nuevos tratamientos, actualmente en desarrollo (ensayos clínicos).

Ayuda económica para tratamientos y otras cuestiones, como:

- Cómo pagar el tratamiento si no tenemos seguro.
- Recursos financieros adicionales para pacientes asegurados:
- Cómo gestionar recursos a seguros y reclamaciones por discapacidad.
- Cómo saber que tenemos la cobertura que necesitamos.
- Asistencia económica para desplazamientos, cuidado de niños y cuidado de la casa.
- Resolver cuestiones relacionadas con deudas.

Herramientas y recursos de orden práctico:

- Cómo afrontar nuestra experiencia del cáncer.
- Consejos y herramientas para el cuidador.
- Cómo encontrar recursos y especialistas locales.
- Ayuda para conservar el empleo y afrontar la discriminación en el trabajo.

> Ayuda para hablar sobre nuestro cáncer:
> - Con nuestra familia.
> - Con nuestros hijos.
> - Con nuestro equipo terapéutico.
> - Con nuestro empresario.
> - Con un grupo de apoyo.
> - Con un profesional.

Hacer frente a los cambios

Aunque los amigos y los familiares nos sugieran que nos «olvidemos de ello», cada cual debe buscar una manera personal de hacer frente a todas las incertidumbres e inseguridades que le acechan en su condición de superviviente de cáncer. He aquí algunas sugerencias de parte de otros supervivientes de cáncer:

- conseguir ayuda emocional, espiritual y práctica, si la necesitamos, independientemente del tiempo que haya pasado desde el final del tratamiento. Grupos de apoyo, psicoterapia, talleres educativos, desplazamientos al hospital, asesoramiento espiritual, etcétera, todas éstas son necesidades normales de una persona con cáncer.;
- descubrir medicaciones y ayudas mecánicas para tratar o reducir la discapacidad o achaques como movilidad disminuida, disfunción sexual y otras limitaciones físicas;
- aprender de otros con los mismos problemas. Apuntarnos a un grupo de apoyo, asistir a alguna clase y/o conectar con alguien que haya tenido una cirugía o tratamiento parecidos.

Volver al trabajo

Mientras que muchas personas con cáncer se sienten incapaces de seguir con su empleo normal durante el tratamiento, a algunas otras les parece sumamente valioso mantener su ritmo de vida lo más «normal» posible. Si nos sentimos capaces de trabajar, no debe de haber motivos por los que no debamos hacerlo.

Estoy contentísima de que haya pasado..., me siento agradecida de hallarme en remisión. El cáncer me ha hecho una persona mejor... He cambiado para siempre, pero también estoy para siempre agradecida a tantísima gente estupenda que ha bendecido mi vida, tanto en la Wellness Community como en otras partes.

BECKY MORGAN, participante de
la Wellness Community de Gran Lehigh Valley

Muchos supervivientes de cáncer necesitan algún tipo de rehabilitación física antes de poder volver a sus antiguos trabajos, o empezar otros nuevos. Ha aquí algunos tipos de rehabilitación física que podrían ser útiles.

- terapia física para ganar fuerza y movilidad;
- terapia ocupacional para aumentar la fuerza y la coordinación del cuerpo y evaluar la capacidad para volver a las actividades cotidianas;
- terapia de rehabilitación para ayudar a afrontar el impacto emocional de una enfermedad.

La rehabilitación laboral puede ser necesaria si decidimos buscar un tipo de trabajo distinto al que teníamos antes del cáncer. Una persona con cáncer puede tener derecho a la formación continua por lo que existen varias agencias sociales que pueden ayudar a este respecto. Los centros de rehabilitación vocacional pueden ser de gran utilidad para ayudar a encontrar estos servicios.

Asistencia jurídica

Si creemos que hemos sufrido discriminación en el empleo o en cuestiones de seguros, podemos decidir buscar el consejo de un abogado. Es aconsejable contactar con un abogado que esté especializado en cuestiones laborales o de seguros y tenga experiencia profesional con personas que hayan padecido cáncer.

Los servicios de referencia de la asociación de abogados son programas suministrados por una asociación de juristas local o estatal que están concebidos para ayudarnos a encontrar un abogado privado para resolver asuntos o problemas jurídicos. Este servicio de referencia puede ayudar a la persona con cáncer a decidir si necesita ver a un abogado.

Una receta para la supervivencia

No existe ninguna receta para sobrevivir al cáncer, por lo que, una vez terminado el tratamiento, muchos pacientes se van a casa sin saber lo que vendrá después. Sin un patrón de atención para seguirlos de cerca, éstos pueden no disfrutar del seguimiento necesario para asegurarse una mejor calidad de vida a largo plazo. No obstante, algunos oncólogos han dado un paso adelante y están esforzándose por ofrecer una receta de supervivencia a toda persona diagnosticada de cáncer. Lo que se ofrece a continuación es un ejemplo de receta de supervivencia para una mujer diagnosticada de cáncer de mama:

PARA EMPEZAR: El médico de cabecera remite al paciente a un oncólogo para que investigue un bulto descubierto en el pecho derecho.

Paso 1: El especialista del cáncer: el diagnóstico y la fase

Nombre: Jane Doe.

Fecha de nacimiento: 4/13/1967.

Fecha del diagnóstico: 5/11/2006.

Diagnóstico: carcinoma ductal invasivo 2.ª fase; tres de quince nódulos positivos; lesión centralmente situada,

Paso 2: resumen del tratamiento
Cirugía: lumpectomía y extirpación de tres nódulos linfáticos.
Quimioterapia: cuatro ciclos de adriamicina/Citoxan seguido de Taxo.
Radiación: cuatro semanas de radiación.
Terapia hormonal: cinco años de Tamoxifeno.
Complicaciones/efectos secundarios: náuseas y vómitos (grado 1); pérdida de cabello; cansancio.

Paso 3: planes de atención en curso
A. Seguimiento de efectos a largo plazo y posteriores:
Cirugía: linfedema (ver si hay inflamación o hinchazón en el brazo, y si su arco de movimiento es inadecuado).

Quimioterapia: cansancio: disfunción cognitiva mínima; aumento de peso; disfunción sexual; incrementado el riesgo de daño de médula ósea y/o disfunción cardíaca tras terapia basada en antraciclinas.

Radiación: dolor de pecho; atrofia muscular.

B. Vigilar recidiva:
Clínica:
1. Autorrevisión de pecho mensual (notificar nuevos bultos en mamas, pecho y/o axilas).

2. Historial y exploración de mamas entre cada tres y seis meses después del tratamiento durante los tres primeros años; posteriormente, entre cada seis y doce meses los siguiente dos años; después, anualmente.

3. Revisión anual de pelvis.

Radioscopias:
Mamografía anual (a las mujeres tratadas con terapia preservadora de mama debería hacérseles los primeros mamografías postratamiento seis meses después de terminada la terapia de radiación; después, anualmente).

Vigilancia de cánceres secundarios:
Notificar huesos blandos, dolor, tos, respiración entrecortada (datos no suficientes para recomendar escáneres óseos, análisis de sangre o tomografías rutinarios).

Recomendaciones para prevención:
1. Asesoramiento genérico.
2. Programa de ejercicios/dieta baja de grasa.
3. Terapia de prevención de osteoporosis.
4. Dejar de fumar.

Cuestiones psicológicas que conviene atender:
1. Imagen corporal.
2. Depresión.
3. Miedo a recidivas.

C. Identificar médico que supervise toxicidad, recidiva y otras cuestiones:
Médico de cabecera:
1. Abordar necesidades físicas/emocionales.
2. Atender las necesidades crónicas que se puedan atender en el marco de la atención primaria.
3. Remitir a especialistas para evaluaciones periódicas y otras cuestiones que exijan especialización.
4. Consultar a especialistas en casos de incertidumbre.

Especialista del cáncer:
1. Suministrar guía y tratamiento especializado según se necesite.
2. Mantener informado al médico de cabecera del plan de tratamiento.
3. Opción de devolver al paciente al médico de cabecera para seguir plan y para atender otras necesidades sanitarias.

Otros especialistas:
1. Asesoramiento genérico.
2. Dietista.
3. Fisioterapeuta.
4. Psicólogo.
5. Cardiólogo.

Fuente: revista CURE, edición para supervivientes 2006. Con la debida autorización.

Al principio, el cáncer era una palabra mala, pero al final se convierte simplemente en una palabra más. Quitémosle la «C» mayúscula inicial y dejaremos de tenerle miedo.

ALFREDO DELAGARTA, participante de
la Wellness Community del Gran Miami

Cuando el cáncer vuelve

Digámoslo sin tapujos: el cáncer vuelve a veces. Cuando esto ocurre, resulta desestabilizador y todo un desafío para nosotros, nuestra familia y nuestros amigos. Los recuerdos de visitas a médicos, tratamientos, cirugía o estancias hospitalarias pueden resultarnos abrumadores. Si nos tememos más problemas con el cáncer, es natural preocuparnos y venirnos abajo, sabedores de que necesitaremos más tratamiento, y que nuestro futuro vuelve a ser incierto.

Puede que sintamos que todo da vueltas y se descontrola otra vez. Sin embargo, aún hay cosas que podemos hacer para recuperar el control y afrontar los miedos. A menudo hay nuevos tratamientos médicos disponibles, y nuestros médicos están ahí para ayudarnos a obtener el mejor resultado. También es importante mantenernos implicados con nuestros familiares, amigos y actividades. Ésta es una de las mejores maneras de mantener la mente en un registro positivo: haciendo las cosas que nos gustan.

«Ir día a día» tiene verdadero valor cuando nos enfrentamos a un desafío difícil. Dista mucho de ser un viejo dicho sin significado; se trata de mantener la mente centrada en lo que tiene que hacerse justo ahora, en este momento. Preocuparnos por el futuro no es lo mismo que ocuparnos del futuro; lo primero nos agota física y emocionalmente, nos impide vivir nuestra vida. No debemos ser prisioneros de nuestras preocupaciones todo el tiempo. Mantener la mente ocupada no significa querer negar la realidad, sino simplemente que estamos permitiéndonos disfrutar de lo que nos resta de vida.

Nosotros no somos nuestro cáncer. Éste una parte importantísima de nuestra lucha actual, pero no es todo lo que nosotros somos. Cuando tengamos que centrarnos en cuestiones médicas, debemos hacerlo sin vernos abrumados por todo ello. Sin embargo, a veces es realmente difícil silenciar la preocupación o las voces negativas que oímos en la cabeza. Aunque vuelva el cáncer, y tengamos que enfrentarnos de nuevo a la enfermedad y a los tratamientos, recordemos que los médicos y científicos están trabajando sin cejar para dar con programas de tratamiento que consigan tener el cáncer bajo control. Si necesitamos ayuda en estos momentos duros, nuestro médico o enfermera pueden remitirnos a un terapeuta que nos ayude a recuperar la sensación de equilibrio y la esperanza para poder hacer frente al problema más eficazmente. También podemos unirnos a un grupo de apoyo cara a cara o a otro grupo de apoyo online, como los que existen en la Wellness Community virtual. En estos grupos, que están conducidos por profesionales debidamente formados, podremos relacionarnos con otras personas que están en la misma situación que nosotros y aprender técnicas para luchar mejor por nuestra recuperación.

Resultados inciertos

El shock y la consternación experimentados por una persona a quien le dicen que su diagnóstico es de cáncer suelen ser considerables, pero para la mayor parte de la gente es mucho más difícil asumir que su cáncer ha vuelto después de un período de remisión. La enfermedad recurrente generalmente significa más tratamientos médicos, posible cambio de ritmo de vida y, lo que es peor, seria preocupación por la posibilidad de incurrir en enfermedad avanzada y muerte. Si bien los tratamientos del cáncer después de una recidiva pueden acabar en recaída o cura a largo plazo, para muchas personas la recaída inicia una fase de tratamientos en la que el resultado es menos cierto.

A veces, a pesar de tratamientos médicos mejorados y de una atención personal más concienzuda, el cáncer se empeña en volver. Las maneras como nosotros, y nuestros familiares, experimentamos este acontecimiento pueden ser parecidas a la manera como lo abordamos cuando el diagnóstico inicial. Se impone la necesidad de tomar decisiones con respecto a nuevos tratamientos, pues la recidiva se trata médicamente, y a menudo sigue otro período de atención máxima. La angustia y el miedo a perderlo todo son a menudo más intensos que tras el diagnóstico inicial, pues la recaída parece más amenazadora de la vida, y es difícil tener la misma sensación de esperanza que pudimos tener antes.

Para nosotros, y nuestros familiares, es importante intentar no buscar razones para la recidiva. A pesar de la abundante bibliografía en sentido contrario, no hay garantías en cuanto a prevenir las recaídas del cáncer. Por mucho que una persona medite, haga dieta, rece, busque tratamientos, etcétera, el cáncer puede volver, y esto es algo de lo que no se puede culpar a nadie.

Los supervivientes de los principales tipos de cáncer pueden vivir experimentando recidivas durante muchos años, en un estado crónico de enfermedad. Mantener una actitud constructiva, y abiertas todas las líneas de comunicación, puede ayudarnos a nosotros, y a quienes cuidan de nuestra vida, a vivir de la manera más normal posible. También puede servir de ayuda a todos los que desarrollan intereses personales, sin por ello dejar de trabajar por metas recíprocas.

Escribir un testamento ético

Algunas personas con cáncer también redactan lo que se denomina un testamento ético. No es papel legal. Es algo que escribimos para compartirlo con nuestros seres queridos. Muchos testamentos éticos contienen los pensamientos de las personas que lo escriben sobre sus valores, recuerdos y esperanzas. Pueden incluir también lecciones aprendidas durante la vida y otras cosas juzgadas importantes. También pueden incluir cualquier otra cosa que deseemos, y de la manera como lo deseemos.

Fuente: «Coping with Advanced Cancer» (Frente al cáncer avanzado), National Cancer Institute, NIH Publication #05-0856

Casos avanzados

En las situaciones en las que el cáncer se ha extendido por todo el cuerpo –ya en el momento del diagnóstico inicial ya después de una recidiva–, nosotros, nuestros amigos y nuestros familiares debemos hacer frente a la realidad de una enfermedad avanzada y a la posibilidad de la muerte.

Algunos términos utilizados por los profesionales de la atención sanitaria para describir esta situación son «terminal» o «enfermedad de última fase». Si bien esta situación implica una finalidad que puede resultar difícil de entender, conviene saber que un pronóstico terminal no viene con un calendario. Aun cuando el médico le sugiera que una persona que va a vivir un período de tiempo concreto, será siempre sólo una estimación. Algunas personas con la enfermedad avanzada y que están a las puertas de la muerte han vivido mucho más tiempo del que esperaba su equipo terapéutico, y muchas pueden vivir los días que les restan de manera plena y con un renovado sentido de la vida.

Al igual que la mayor parte de las personas que se sienten emocional-mente acongojadas al enterarse de que su cáncer ya no puede ser controla-do, también nosotros podemos sentirnos menos capaces de hacer frente a nuestra vida cotidiana, y puede incluso que perdamos temporalmente la vo-luntad de vivir. Sin embargo, estos sentimientos de desesperanza pueden dar paso a una fuerza interior cuya existencia desconocíamos, y puede que nos pongamos a planificar acontecimientos con varias semanas, meses e in-cluso un año de distancia; el tener ganas de que lleguen estos acontecimien-tos puede incluso inspirarnos para vivir el tiempo que nos quede de la ma-nera más plena posible.

> *Así es como yo me lo planteo: tarde o temprano, a todos y cada uno de nosotros nos toca la carta de la muerte. En mi mente, el cáncer no es una carta tan mala, pues nos deja tiempo para poner nuestros asuntos en regla y preparar a nuestra familia... a dife-rencia, por ejemplo, de un ataque al corazón fulminante.*

MARY L. VARNER, participante de
la Wellness Community de Delaware

La muerte, y morir... según nuestros propios términos

Es normal que tanto nosotros como nuestros seres queridos pensemos en lo que nos espera si fracasan las últimas series de tratamientos. Por regla gene-ral, una enfermedad amenazadora de la vida impulsa a reexaminar las prio-ridades con objeto de preparar para el futuro a la persona enferma y a sus fa-miliares y anticipar lo que podrían necesitar o querer en las semanas, meses o incluso año venideros.

Al pensar en la muerte, en morirnos, hay que considerar cuestiones de orden tanto emocional como práctico. Las cuestiones emocionales relacio-nadas con nuestra preparación a la muerte pueden incluir el rechazo o ira ante lo que esté ocurriendo, así como depresión y tristeza por la inevitabili-dad de la muerte, o aceptación de la misma. Comunicarnos de manera abierta y sincera con nuestro médico y familiares es importantísimo para prepararnos bien emocionalmente y mantener el mayor control posible.

Las cuestiones prácticas atañen a tener los papeles en regla (véase capítulo 10), para asegurarnos de que todos nuestros deseos se cumplirán en caso de morir.

Aunque a pocos les gusta pensar en ello, todos sabemos que al final acabará llegando la muerte. La muerte próxima a menudo desencadena un cambio en la manera de ver la vida, en lo que valoramos y en la manera como nos relacionarnos con las personas que nos rodean. No existe una manera correcta o incorrecta de afrontar el final de la vida; como parte de nuestra expresión final, haremos lo más apropiado para nosotros. Sin embargo, puede resultar valioso tanto para nosotros como para nuestros seres queridos hacernos preguntas sobre la atención al final de nuestra vida juntos y actuar hacia el final de la manera que se sienta más a gusto cada cual.

Es esencial una comunicación sincera y abierta. Muchas personas con enfermedad avanzada buscan la ayuda de profesionales, consejeros espirituales y grupos de apoyo para hacer frente a los sentimientos que puedan tener sobre su situación y para mejorar la comunicación con sus seres queridos. Es importante que todos los implicados tengan «lugares seguros» donde sentirse libres para expresar sus temores, frustraciones y preocupaciones a medida que avanza la enfermedad y la muerte parece más inminente.

Por último, recordar que, aunque nosotros aceptemos un resultado potencialmente terminal, puede que no todos soporten el dolor y el sufrimiento de una pérdida anticipada. Algunos amigos pueden desaparecer de nuestra vida, mientras que pueden aparecer otras nuevas fuentes de apoyo inesperadas. Estemos lo más abiertos que podamos a todas las experiencias: cada interacción que tengamos en este momento de nuestra vida será mucho más importante al final.

He hecho muchos amigos maravillosos, y he perdido muchos amigos valerosos. Me invade una sensación de utilidad cuando puedo ayudar a otros pacientes con cáncer a navegar por las difíciles aguas de un diagnóstico de cáncer... Mi vida cobra más sentido.

ALI DESIDERIO, participante de
la Wellness Community de San Francisco East Bay

La opción de una residencia para enfermos terminales

Las residencias para enfermos terminales es uno de los recursos más útiles si se busca atención y consuelo para la persona moribunda y sus familiares. La atención de una residencia puede suministrarse en casa las veinticuatro horas del día por parte enfermeras especialmente formadas. La residencia para enfermos terminales permite a la persona estar en casa y recibir medicación contra el dolor, terapia de oxígeno, atención sanitaria experimentada y apoyo emocional formando y apoyando a la familia en la tarea de suministrar la debida atención.

La mayor parte de las personas, cuando se les pregunta, dicen que no quieren morir solos en la habitación esterilizada e impersonal de un hospital, enganchadas mediante tubos a máquinas y alejadas de sus familiares y amigos. También dicen a menudo que temen el dolor y el sufrimiento mucho más que la muerte. El concepto moderno de residencia para enfermos terminales se ha desarrollado para afrontar estas preocupaciones, temores y angustias de la persona que está efectuando la transición entre la vida y la muerte.

Tenemos derecho a la atención de una residencia para enfermos terminales si nuestro cáncer parece imparable y nuestra muerte es generalmente esperada antes de seis meses. Pero son muchos los médicos y familiares que se sienten incómodos a la hora de afrontar esta probabilidad, por lo que retrasan lo que pueden la opción de la residencia para enfermos terminales. Por desgracia, cuando la persona enferma está muy próxima a morir, se puede hacer mucho menos para ayudarle a ella y a la familia a prepararse y a hacer frente a la muerte, por lo que es de vital importancia plantearse la opción de la residencia lo antes posible como parte de nuestra planificación para el «fin de vida».

La residencia para enfermos terminales se esfuerza por asistir al paciente y a sus seres queridos de manera diferente a como lo hace probablemente la atención sanitaria tradicional, y ello de la manera siguiente:

- tratando a la persona, no la enfermedad;
- ofreciendo tratamiento paliativo más bien que curativo;
- abordando las necesidades físicas, emocionales, sociales y espirituales de la persona con cáncer y de sus allegados;
- haciendo hincapié más en la calidad que en la duración de la vida;

- permitiendo a los pacientes pasar sus últimos días en casa, plenamen-te conscientes y libres de dolor, rodeados de las personas y cosas que aman;
- ofreciendo ayuda y apoyo al paciente y a su familia veinticuatro horas al día y los siete días de la semana;
- ayudando a los familiares y demás allegados a hacer frente a la experiencia de la muerte del paciente.

Además, la residencia para enfermos terminales suministra contacto y apoyo continuados para familiares y amigos durante al menos un año tras la muerte de un ser querido. Y, no menos importante, la mayor parte de los planes de seguros y Medicare cubren los costes de la atención de las residencias para enfermos terminales.

> *Por supuesto, tengo un control limitado de mi salud. Decidí utilizar este momento triste, doloroso, de mi vida para hacer zumos de limón. Ha sido una experiencia estupenda. He conocido a muchísima gente, he podido ofrecer mi testimonio de esperanza y aconsejar a otras mujeres a prestar más atención a su salud. También me ha ayudado a darme cuenta y distinguir entre lo que es importante en la vida y lo que puede esperar.*

AMY MATALKA, participante de
la Wellness Community de Gran Cincinati/Kentucky norte

Encontrar un nuevo sentido

Tener cáncer avanzado puede resultarnos un peso abrumador al principio, pero a menudo deja paso a una perspectiva más consoladora: ahora tenemos la posibilidad de volver la vista sobre nuestra vida y todo lo que hemos sido capaces de realizar. Aunque pueda haber algunas cosas que lamentar, lo más probable es que haya también muchos logros que celebrar y muchas historias que transmitir al círculo de nuestros familiares y amigos.

Tal vez reflexionemos también sobre lo que ha significado para nosotros cada uno de ellos. O tal vez estemos rindiéndoles tributo a nuestra manera por lo mucho que han hecho por nosotros desde el momento del diagnóstico. Independientemente de lo que piense nuestra mente y sienta nuestro corazón en estos momentos, es probable que nos percatemos de que no hay momento mejor que el presente para crear recuerdos duraderos para las personas especiales de nuestra vida. Sea cual sea la forma elegida para expresarnos, crear legados vivientes puede resultar terapéutico para nosotros y curativo para los que nos rodean. La mejor de esto es que no necesitamos trabajar solos en ninguno de estos proyectos, a no ser que así lo deseemos.

> *Un taller de tres horas titulado «curación a través de la poesia» me empujó a escribir poesía. Una vez convencido de que no necesitaba conocer ninguna de las «reglas poéticas», descubrí que me gustaba (pues) me permitió conjurar parte de las frustraciones que tenía ocultas. Hasta la fecha, llevo escritos unos veinticinco poemas, y sigo escribiendo.*

DONALD H. WINSLOW, participante de
la Wellness Community de Delmarva

Crear un legado vivo

He aquí algunos ejemplos de cómo podemos colorear nuestra vida:

- Llenando una cinta de vídeo con los recuerdos más especiales.
- Revisando o colocando álbumes de fotos de familia.
- Cartografiando o poniendo por escrito la historia de nuestra familia o el árbol genealógico.
- Llevando un diario de nuestros sentimientos y experiencias.
- Confeccionando un cuaderno con recortes.
- Escribiendo notas o cartas a hijos y seres queridos.
- Leyendo o escribiendo poesía.
- Componiendo material gráfico, haciendo punto o fabricando joyas.
- Regalando objetos o recuerdos importantes a seres queridos.
- Poniendo por escrito o grabando recuerdos graciosos o importantes de nuestro pasado.
- Cuidando un jardín.
- Grabando una cinta o CD con las canciones favoritas.
- Reuniendo recetas de cocina favoritas en un cuaderno.

Fuente: «Copign with Advanced Cancer» («Frente al cáncer avanzado», National Cancer Institute, NIH Publication #05-0856.

Un diario de amor compartido

Para la mayor parte de las personas recién diagnosticadas con cáncer, llevar un diario o un álbum de fotos puede ser suficiente. Pero a David y Joan Frieder, de Filadelfia, que tenían una variada familia con varios hijos y numerosos nietos residentes en lugares tan alejados como Vancouver, les pareció que tenía más sentido llevar un diario que «visitara» a cada cual en su lugar de residencia. Así, empezaron un «diario circular» en marzo del 2001, casi un mes después de que a David le diagnosticaran cáncer de pulmón.

El pequeño diario, con anillas y cubierta de papel de salvia oficial, lo empezaba la hija menor de Joan, Julie, que le pedía a David que bailara en su boda, aunque aún ni siquiera conocía a su futuro marido. Dos años después, él hizo exactamente esto.

El diario circular de los Frieder se convirtió en un «trabajo de amor» para todos los miembros de la familia de Joan y David, incluidos los nietos más jóvenes, que escribían poemas y pegaban fotos en el diario. Las entradas de los demás eran igual de emotivas. Sally, la hija de Joan, escribió una vez: «Tú siempre me has enseñado cómo puede un padre amar realmente a sus hijos y cómo puede un hombre amar realmente a su mujer. Con tu guía, imposible conformarme con menos. Has demostrado tanta valentía y carácter..., tú y mamá también en este nuevo capítulo en vuestras vidas... Tú serás un ejemplo y un mentor para todos nosotros, y gracias a ti nosotros seremos mejores y más fuertes al final. Vosotros sois mis mejores amigos. Nosotros estamos aquí para ayudaros a luchar. Os quiero a los dos».

Al principio, el plan era que los hijos y nietos rellenaran todas las páginas, pero no pasó mucho tiempo antes de que Joan y David empezaran sus entradas también. «No pudimos resistirnos», dijo Joan. «teníamos que ver lo que cada cual estaba escribiendo en ese diario».

Pero, más de que una entrada concreta, David apreciaba el mensaje básico y poderoso que le transmitía aquel diario circular. Su cáncer era, en realidad, una enfermedad familiar, y todos ellos estaban luchando juntos por su recuperación, fuera cual fuera el destino que les aguardara en el viaje.

Cualquier cosa es posible, pues aún sigo aquí.

DAWN T. URSO, participante/voluntario de
la Wellness Community de Filadelfia

Mirar hacia adelante

Harold Benjamin, nuestro fundador, aconsejó a los primeros participantes de la Wellness Community que siguieran «haciendo planes para el futuro». Si hacemos eso, estamos reconociendo de forma inmediata que nos queda aún bastante tiempo de vida. Sea cual sea la fase del tratamiento en que nos podamos encontrar, pensar de manera optimista en el futuro es clave para sobrevivir. Nuestros médicos, y demás profesionales de la salud, son expertos bien formados. Al trabajar en estrecha colaboración con ellos sobre el mejor tratamiento posible y al hacer planes de futuro, por incierto que éste pueda ser, estamos haciendo todo lo que está en nuestra mano para vivir nuestra experiencia del cáncer en paz y con dignidad. De esta manera, serviremos de inspiración a todos los que nos conocen y aman, y esto es un legado importantísimo.

Plan de acción del paciente

Las pequeñas cosas que hacemos cada día para seguir con nuestra rutina normal nos ayudarán a prepararnos para desafíos mayores a los que podamos enfrentarnos en un futuro, próximo o lejano.

- **Seguir avanzando, paso a paso.**
  Saber que puede llevar un poco más de tiempo lograr todo lo que queremos.

- **Es natural sentirnos abrumados por nuestras preocupaciones por el futuro.**
  Tal vez teníamos la ilusión de mudarnos a otra ciudad o de iniciar un nuevo trabajo, y ahora nos estamos preguntando si esto ocurrirá alguna vez. Son muchísimas las personas que han demostrado que nuestros sueños no tienen por qué terminarse a causa del cáncer, si bien puede que haya que reajustar el «cuándo» y el «cómo».

- **Es natural echar de menos el estar con los amigos.**
  Pensar en el momento en que estaremos con ellos de nuevo, luego respirar profundamente y relajarnos.

- **Saber que no estamos solos y que existe un futuro que será gratificante.**
  Por supuesto, nosotros no hemos pedido este desafío, pero una vez que estamos en esto, siempre hay algo que podemos hacer para marcar la diferencia.

- **Crear una manera duradera de comunicar nuestros sentimientos a los seres queridos a través del arte, la poesía, fotografías, vídeo...**

- **Preparar nuestro testamento, el testamento vital, y avanzar anticipadamente las directrices.**
  A muchas personas con cáncer les parece que esto les quita ansiedad sobre cómo deben cumplirse sus deseos respecto a su muerte.

- **Comunicar a la familia y al médico** nuestras necesidades, deseos y expectativas de atención al final de la vida.

- **Hablar sobre un adecuado control del dolor** tanto con nuestro médico como con nuestra familia.

- **Buscar la ayuda de un terapeuta, consejero espiritual o grupo de apoyo,** a quienes exponerles nuestros sentimientos y preocupaciones de cara a prepararnos mejor para un futuro incierto.

- **Informarnos sobre las atenciones de las residencias para enfermos terminales** disponibles en nuestra zona y hablar con miembros de nuestro equipo terapéutico, amigos y demás contactos para decidir cuál podría ofrecernos la mejor atención en nuestra situación actual.

Epílogo

El cáncer lo combatimos todos juntos

Por Harriet Benjamin

Hace treinta y cinco años que sobrevivo al cáncer. Mi marido, el doctor Harold Benjamin, fundó la Wellness Community en junio de 1982 a resultas de mi experiencia con el cáncer. Cuando me lo diagnosticaron, el cáncer era algo de lo que se hablaba en voz baja o, lo que es peor, ni siquiera se comentaba. Para muchos, parecía una condena a muerte.

Una vez que descubrí que tenía cáncer, sentí en mis propias carnes esta línea divisoria. Cuando estaba en el hospital, vino a visitarme una mujer maravillosa de una organización oncológica, y yo le dije que quería hablar sobre mis emociones..., de lo que estaba sintiendo. «Ah», exclamó, «nosotros no hablamos de eso». A resultas de esta experiencia, Harold y yo cobramos conciencia de que se necesitaba urgentemente un lugar donde poder hablar tranquilamente de lo que significaba tener cáncer y conocer cosas que ayudaran a luchar por la recuperación. Acabé comprendiendo que el aislamiento, la desesperanza y la pérdida de control eran los aspectos más estresantes del cáncer.

¡Qué suerte tuve, a partir de aquel momento, con poder contar con una comunidad que me prestaba atención y apoyo! A mí me trataban como a cualquier otra persona. Para ellos, yo no tenía cáncer; era simplemente una más, parte de un grupo increíble cuya actitud abierta me permitía reír, llorar y expresar toda una variedad de emociones cambiantes. Sobre aquellos sólidos cimientos, yo seguí viviendo mi vida, pero ya no como una víctima.

Aunque el mundo del cáncer ha cambiado tremendamente desde los primeros días de la Wellness Community, las necesidades de los supervivientes no han hecho sino crecer. Por desgracia, siguen creciendo. Pero, afortunadamente para los supervivientes, la historia no se termina ahí.

En la actualidad, como resultado de la Wellness Community y de otras muchas organizaciones importantes, el floreciente movimiento en apoyo del paciente se ha convertido en una gran fuerza benéfica en todo el mundo. Las personas con cáncer y sus familiares ya no tienen por qué esconderse ni sentirse aislados.

Nosotros estamos en esto muy unidos, combatiendo el cáncer todos juntos. Hay más modos de apoyo y más opciones que nunca. Esta guía, que espero mantengáis con vosotros y os sirva a menudo de referencia, constituye un vademécum importante para cualquier persona afectada de cáncer. Como solía decir mi marido, «¡Esperemos que todo acabe exactamente tal y como tú querías que resultara!»

En la Wellness Community, seguimos estando con vosotros al pie del cañón, en cada tramo del camino.

Mejorar la calidad de vida de los pacientes y supervivientes de cáncer, así como de sus familiares

Apoyaremos el desarrollo y expansión de intervenciones para reducir los efectos adversos del diagnóstico y tratamiento del cáncer y para mejorar los resultados médicos para los pacientes y supervivientes de cáncer, así como para sus familiares.

El proyecto del Instituto Nacional del Cáncer estadounidense de minimizar el sufrimiento y la muerte debida al cáncer interesa actualmente a más de diez millones de supervivientes de cáncer en Estados Unidos. Si bien el objetivo último de eliminar el cáncer enteramente sigue siendo un empeño a largo plazo, la capacidad para reducir al máximo el sufrimiento causado por el cáncer sí entra dentro de nuestra competencia. Esto entra de lleno en la línea del objetivo del Department of Health and Human Services Healthy People 2010 (Departamento de Salud y Servicios Humanos «Personas Sanas 2010») de una supervivencia de cinco años para el setenta por ciento de las personas diagnosticadas con cáncer. Los avances en nuestra capacidad para detectar, tratar y apoyar a pacientes de cáncer han convertido éste en una enfermedad crónica o fácilmente gestionable para muchos y curable

---

* El Instituto Nacional del Cáncer estadounidense es una referencia mundial en el estudio e investigación de esta enfermedad. Algunos de sus proyectos y objetivos se presentan a continuación porque significan un referente que puede aplicarse en nuestro ámbito, por lo que consideramos que puede resultar de gran interés. (*Nota del editor.*)

para un número de personas cada vez mayor. Estamos aprendiendo muchísimas cosas sobre la naturaleza y alcance de los problemas a que se enfrentan los supervivientes de cáncer. La investigación nos está permitiendo vaticinar mejor quién corre riesgo de resultados sanitarios adversos y desarrollar intervenciones innovadoras para los efectos del tratamiento tales como el cansancio, dificultad para recordar, mucositis, náuseas y dolor. A través de los ensayos clínicos, los investigadores están intentando identificar genes, proteínas y otros marcadores biológicos asociados con la respuesta al tratamiento de un determinado paciente. La capacidad para utilizar firmas genéticas para reconocer tumores que probablemente reaparezcan después del tratamiento podría permitir a los médicos hacer a medida planes de tratamiento, ahorrando a los pacientes terapias innecesarias merced a un buen pronóstico.

Asociándonos con los demás, aseguraremos un seguimiento adecuado y aumentará la adherencia a conductas de salud óptimas entre los supervivientes. Asimismo, el comprender bien el impacto del cáncer en los familiares de pacientes y supervivientes –muchos de los cuales corren también un riesgo cada vez mayor de cáncer debido a genes causantes de cáncer compartidos, a ritmo de vida o a exposiciones tóxicas– es también esencial para hacer realidad nuestro proyecto. A medida que la atención del cáncer va migrando a un marco extrahospitalario, la carga económica, física y emocional sobre los familiares es cada vez mayor. La investigación debe ayudar a los equipos médicos a preparar mejor a los cuidadores para atender a los pacientes en casa sin que ello suponga menoscabo para su propia salud emocional y física.

ESTRATEGIA 7.1. Ampliar los esfuerzos de investigación para comprender mecanismos biológicos, físicos, psicológicos y sociales y sus interacciones que afectan a la respuesta del paciente de cáncer a la enfermedad, el tratamiento y la recuperación.

Al tiempo que no deja de aumentar la investigación documentadora del impacto del cáncer en los resultados médicos de pacientes y supervivientes, queda aún mucho por aprender sobre quién puede estar en riesgo por enfermedad específica o secuelas relacionadas con el tratamiento, qué factores moderan o mediatizan el riesgo, y la interacción de éstos con la salud del paciente. Una comprensión cada vez mayor de cómo los pacientes de cáncer responden a la enfermedad, el tratamiento y la recuperación permitirá el desarrollo de intervenciones para mejorar la calidad de vida durante y después del tratamiento del cáncer.

El Instituto Nacional del Cáncer (INC) estadounidense se propone:

- Fomentar estudios del cáncer conductuales y epidemiológicos y su tratamiento entre pacientes y supervivientes, examinando los efectos fisiológicos y psicológicos tanto negativos como positivos y sus distintos correlatos.
- Apoyar la investigación sobre los mecanismos biológicos y fisiológicos implicados en los efectos adversos crónicos y tardíos de tratamientos tanto corrientes como nuevos. Mediante la investigación epidemiológica molecular, intentaremos identificar los marcadores genéticos y/o fenotípicos de susceptibilidad a afectos adversos relacionados con el tratamiento, así como interacciones en entorno de genes.
- Promover la incorporación de puntos finales de calidad de vida a los ensayos clínicos apoyados por el INC y potenciar la capacidad de seguimientos a largo plazo de grupos de supervivientes.
- Colaborar con otros para sintetizar la investigación sobre el papel de factores socioculturales, conductuales, emocionales y espirituales en resultados de supervivientes y familiares, y la adopción por parte de los supervivientes de una vigilancia adecuada y de un postratamiento de conductas de conservación de la salud.

> **Un mundo cambiado para siempre**
> Conforme las personas emergen de las intensidades físicas y emocionales del tratamiento del cáncer, a menudo se encuentran en un mundo que les resulta muy familiar y, sin embargo, cambiado para siempre. Curiosamente, existen pocos señalizadores que sirvan de guía por estos viajes altamente personales. La investigación de la supervivencia atraviesa todo el muestrario de la investigación para ayudar a cartografiar y perfilar ese viaje. Nosotros pretendemos adaptar el tratamiento para evitar efectos crónicos y tardíos, asegurar un seguimiento y unos análisis postratamiento adecuados, impedir la recidiva y posibilitar una elevada calidad de vida a los supervivientes de cáncer y a sus familiares, amigos y cuidadores.

ESTRATEGIA 7.2. Extender el desarrollo y uso de herramientas para evaluar la calidad de vida sanitaria de los supervivientes de cáncer y sus familiares a través de la trayectoria de la atención sanitaria.

Mejorar los resultados del paciente exigirá unas herramientas adecuadas para medir y describir la experiencia de la enfermedad, del tratamiento y de la recuperación del paciente.

El Instituto Nacional del Cáncer se propone:

- Apoyar la identificación, desarrollo y comprobación de instrumentos para evaluar la calidad de vida sanitaria de los pacientes y supervivientes desde el diagnóstico hasta el final de la vida.
- Promover el uso rutinario de instrumentos estandarizados en puntos temporales sistemáticos a lo largo de la trayectoria de la atención sanitaria, incluida la adopción de criterios actuales para el seguimiento de los efectos perniciosos tardíos del tratamiento del cáncer.
- Colaborar con otros Institutos Nacionales de la Salud para apoyar el desarrollo de medidas y crear bancos de datos para evaluar la morbilidad para describir mejor los efectos de un diagnóstico de cáncer en la salud a largo plazo.
- Apoyar el desarrollo de medidas para evaluar el impacto del cáncer de un paciente en la calidad de vida sanitaria de familiares y cuidadores.

ESTRATEGIA 7.3. Acelerar la investigación sobre intervenciones destinada a reducir la morbilidad y mortalidad agudas, crónicas o tardías relacionadas con el cáncer.

Conforme vamos sabiendo más cosas sobre los tipos y causas de los resultados adversos sanitarios entre pacientes y supervivientes de cáncer, será sumamente importante que las intervenciones a realizar corran paralelas con nuestros hallazgos.

El Instituto Nacional del Cáncer se propone:

- Impulsar la investigación sobre las intervenciones más prometedoras y económicamente rentables para satisfacer las necesidades de los pacientes y supervivientes en cuanto a una mejor calidad de vida, como por ejemplo, reducir síntomas relacionados con el cáncer, como desasosiego, dolor y náuseas, minimizar la disfunción orgánica postratamiento, tratar la infertilidad, favorecer prácticas sanas tales como el ejercicio, el abandono del tabaco y el cambio de dieta, y abordar las necesidades personales.
- Apoyar la investigación sobre el impacto de las intervenciones bien caracterizadas y controladas sobre biomarcadores intermedios adecuados tales como la función inmunológica, los niveles de cortisona y los niveles hormonales.
- Impulsar el desarrollo de intervenciones que favorezcan la salud y el bienestar de familiares y cuidadores, así como de intervenciones so-

bre pacientes y supervivientes de grupos minoritarios y de poblaciones médicamente poco atendidas.

- Fomentar el desarrollo de herramientas de chequeo que identifiquen a individuos o familias con alto riesgo de malos resultados y apoyar la investigación para evaluar el impacto de dichos chequeos según los parámetros y resultados de la atención sanitaria, incluida la calidad de vida sanitaria.

- Apoyar el desarrollo de tratamientos personalizados para pacientes basados en su predisposición a resultados adversos.

ESTRATEGIA 7.4. Asegurarnos de que un público relevante recibe nueva información, intervenciones y las mejores prácticas con respecto a las necesidades de salud de los supervivientes y sus familiares.

A medida que se vuelve más disponible la información sobre la naturaleza y maneras de mejorar los resultados de calidad de vida sanitaria para los pacientes y supervivientes de cáncer y sus familiares, conviene aprender a difundir de manera eficaz estos conocimientos y evaluar su impacto en la atención sanitaria.

El Instituto Nacional del Cáncer se propone.

- Apoyar el desarrollo y difusión de currículos y patrones para dar a conocer una atención eficaz de orden psicosocial y asistencial a pacientes y supervivientes de cáncer a un amplio espectro de suministradores de atención sanitaria y de profesionales del cáncer.

- Colaborar con otros profesionales federales y relacionados con la salud o el cáncer y con organizaciones no lucrativas y grupos de apoyo para fomentar el desarrollo y difusión de materiales educativos en diversas plataformas de comunicación –escritura, CDs, cintas de audio, online, teléfono– para familiares y suministradores de atención sanitaria.

- Evaluar las necesidades de información y de recursos sanitarios mediante encuestas a pacientes, familiares y personal sanitario y utilizar esta información para modular el desarrollo de herramientas educativas y ampliar el alcance de los esfuerzos.

Participar activamente en nuestro bienestar a largo plazo

Como nosotros somos quienes mejor nos conocemos a nosotros mismos y más sabemos de la historia del tratamiento y atención de nuestro cáncer, lo más lógico es que sigamos siendo también pacientes activos en nuestro seguimiento a largo plazo, habida cuenta sobre todo de que algunos efectos secundarios tardan muchos años en aparecer.

Como supervivientes de largo plazo, seremos los principales responsables de controlar nuestra salud y bienestar personales. Pero como algunas cuestiones de salud a largo plazo pueden revelarse demasiado complejas, nuestro equipo terapéutico, que puede incluir a familiares, amigos, médicos y enfermeras, debería estar también activamente implicado en cada una de las etapas de nuestro viaje. (Véase capítulo 16 para más información sobre cuestiones relacionadas con la supervivencia.)

Glosario

Agente biológico: fuerza o sustancia del sistema inmunológico que produce un cambio.

Alopecia: pérdida del cabello. La alopecia casi siempre es temporal; el pelo vuelve a crecer cuando termina la terapia.

Anemia: insuficiencia de glóbulos rojos; puede producir debilidad y cansancio.

Angiogénesis: proceso de una célula que está desarrollando nuevos vasos sanguíneos.

Antiangiogénesis: detener selectivamente el proceso de angiogénesis frenando el sistema de apoyo de las células tumorales.

Anticuerpo: sustancia formada por linfocitos B que reacciona con antígenos (particularmente proteínas) sobre virus, bacterias y algunas células cancerígenas para marcarlas para su posterior destrucción.

Anticuerpo monoclonal: forma de terapia biológica. Cada anticuerpo monoclonal actúa específicamente contra un antígeno concreto.

Anti-EGFR: nueva forma de tratamiento que utiliza anticuerpos monoclonales dirigidos contra miembros de la familia EGFR a fin de detener las señalas de crecimiento celular.

Antígeno: proteínas situadas en la superficie de todas las células. El sistema inmunológico utiliza antígenos para determinar si y dónde las células son una parte necesaria del cuerpo o si tienen que ser destruidas.

Apoptosis: también denominada muerte celular programada; proceso genéticamente determinado de autodestrucción celular.

Benigno: no invade tejido circundante ni se extiende a otras partes del cuerpo; suele utilizarse para describir un tumor.

Biopsia: extirpación quirúrgica de un pequeño trozo de tejido para su evaluación en el microscopio.

Cáncer: célula anormal que no puede ser controlada por las defensas naturales del cuerpo. Las células cancerígenas pueden crecer y acabar formando tumores.

Cáncer agresivo: cáncer que crece con gran rapidez.

Cansancio: capacidad disminuida para la actividad mental y física, a menudo acompañada de sensaciones de laxitud, somnolencia o irritabilidad

CD20 positivo: presencia de un antígeno específico que se encuentra en las superficies de las células que ayuda al desarrollo y maduración de linfocitos B, lo que favorece al sistema inmunológico.

Células madre: células corrientes que se encuentran en la médula ósea (o en la sangre periféricamente) que son responsables de generar todas las células y plaquetas sanguíneas.

Citoquín: cualquiera de las distintas proteínas reguladoras que son liberadas por células del sistema inmunológico y ayudan a la generación de una reacción inmunológica.

EGFR (Epidermal Growth Factor Receptors): véase receptores de factor de crecimiento epidérmico humano.

Factor de crecimiento endotelial vascular: proteína o factor de crecimiento implicado en el proceso de angiogénesis.

Factor estimulador de colonias de granulocitos-monocitos: cierto citoquín que, al aumentar, ayuda a potenciar la masa de glóbulos blancos.

Farmacogenómica: el estudio de cómo la herencia genética de un individuo afecta a la reacción de su cuerpo a los fármacos.

HER1, HER2, HER3, HER4: familia de receptores de factor de crecimiento epidérmico humano que pueden indicar el riesgo de un crecimiento excesivo en ciertas células.

HER2 positivo: se da cuando existe una señal de crecimiento inhabitualmente fuerte procedente del receptor HER2, haciendo que la célula crezca y se divida rápidamente, creando así un cáncer agresivo.

Hibridización fluorescente in situ: prueba para determinar estatus HER2; marcadores que armonizan con el AND: si hay más de un HER2 marcado, es que se ha producido un incremento.

Homodimerización: la activación que se produce después de juntarse los mismos receptores.

Infusión IV: via para administrar un fármaco de forma intravenosa.

Inhibidor de tirosincinasa: nueva terapia en desarrollo que interfiere con las señales celulares encontradas en la tirosincinasa, que le dice a la célula que se divida y multiplique.

Inhibidores de heterodimerización: grupo de agentes que impide a los receptores juntarse.

Inmunohistoquímica: prueba hecha sobre una muestra de tejido de un tumor para determinar estatus EGFR (generalmente para el cáncer de colon).

Inmunoterapia: véase terapia biológica.

Inmunoterapia adoptiva: forma de tratamiento en desarrollo que utiliza los genes de una persona para dar instrucciones a una célula inmune humana para que encuentre y destruya células cancerígenas.

Interferón alfa: proteína liberada en el cuerpo como respuesta a infecciones virales.

Interleuquina: grupo de sustancias naturales, parecidas a hormonas, producidas en el cuerpo por glóbulos blancos, que juega un papel primordial en la regulación del sistema inmunológico.

Intravenosa: que se introduce en la vena.

Linfocito B: célula casi incolora encontrada en tejidos sanguíneos, linfáticos y linfoides que ayuda al sistema inmunológico.

Linfocito T: tipo de glóbulo blanco. Los linfocitos, transportados por el fluido linfático, forman parte del sistema inmunológico y combaten la infección.

Linfocitos: tipo de leucocito (glóbulo blanco) comprendidos dentro de los agranulocitos. Son los leucocitos de menor tamaño (entre 7 y 15 µm), y representan del 24 a 32% del total en la sangre periférica.

Médula ósea: material esponjoso que se encuentra dentro de los huesos. Contiene células inmaduras llamadas células madre que acaban convirtiéndose en tres tipos de células: glóbulos rojos, que aportan oxígeno y retiran el monóxido de carbono residual; glóbulos blancos, que protegen contra infecciones; y plaquetas, que ayudan a la sangre a coagularse.

Mutación: cambio

Neuropatía: daño del sistema nervioso, que puede ser causado por algunos fármacos quimioterápicos. Entre los síntomas, figura la debilidad u hormigueo en las manos o los pies, o en ambas partes del cuerpo.

Neutropenia: un nivel anormalmente bajo de neutrófilos (los glóbulos blancos responsables de combatir las infecciones bacterianas).

Oncólogo: médico especializado en el tratamiento del cáncer. Algunos oncólogos están también especializados en quimioterapia, radioterapia o cirugía.

Paciente activo: concepto clave del programa y de la filosofía de la Wellness Community, según el cual «las personas con cáncer que participan en la lucha por su recuperación junto con su equipo médico en vez que actuar como víctimas de la enfermedad desesperanzadas, desvalidas y pasivas, mejorarán su calidad de vida y puede que acrecientes sus posibilidades de recuperación».

Perforación intestinal: situación de emergencia que se da cuando la pared intestinal o una víscera desarrollan un agujero.

Plaquetas: sustancia diminuta parecida a un disco que se encuentra en la sangre de los mamíferos y favorece la coagulación de la sangre.

Poliposis adenomatosa familiar: mutación genética, a menudo hereditaria, que al parecer determina la predisposición de una persona al cáncer de colon.

Pronóstico: el resultado probable de una enfermedad, incluidas las probabilidades de recuperación.

Proteómica: el estudio de las proteínas que se encuentran en células, tejidos u organismos.

Proyecto genoma humano: un proyecto iniciado en 1990 por los Institutos de Salud Nacionales estadounidenses para identificar factores de riesgo genéticos y medioambientales para todas las enfermedades corrientes.

Quimioprevención: utilización de fármacos anticancerígenos para prevenir ciertos tipos de cáncer.

Quimioterapia («quimio»): tratamiento con fármacos para detener el crecimiento de células cancerígenas que se están dividiendo deprisa.

Radioinmunoterapia: terapia que se prepara aplicando un isótopo radiactivo a un anticuerpo monoclonal.

Radioisótopo: véase radioinmunoterapia.

Radiólogo: médico especializado en utilizar sustancias radioactivas y rayos X en el tratamiento de la enfermedad.

Recaída: la vuelta del cáncer después de haberse tratado y de que el paciente haya estado en remisión.

Receptor: proteínas específicas en el interior de una célula que pueden conseguir que las células hagan cosas diferentes (dividirse, morir, etcétera).

Receptor de factor de crecimiento epidérmico humano (Human Epidermal Growth Factor Receptor, o EGFR): receptores encontrados en la superficie tanto de células normales como de células cancerígenas; miembros de esta familia son: HER1, HER2, HER3 y HER4.

Regenerarse: volver a formarse o a construirse.

Sistema inmunológico: uno de los mecanismos de defensa importantes del cuerpo contra la infección.

Supresor del cáncer: que reduce o inhibe el crecimiento del cáncer.

Técnica hibridoma: métodos de laboratorio que pueden producir un anticuerpo que reconoce a un solo antígeno.

Terapia biológica: tratamientos que utilizan o estimulan el sistema inmunológico para combatir la infección y la enfermedad.

Terapias dirigidas: la categoría de los tratamientos más recientes del cáncer que actúan de manera especializada para destruir –o actuar contra– las células tumorales y evitar a menudo que se dañen las células normales.

Terapias genéticas: terapias que alteran la estructura genética de las células tumorales, tornándolas más vulnerables tanto al sistema inmunológico como a los fármacos quimioterápicos.

Tirosincinasa: zona al interior de los receptores de factor de crecimiento epidérmico humano (EGFRs) que se encarga de permitir a las células dividirse y multiplicarse.

Tratamiento de primera línea: generalmente, la primera terapia estándar que recibe un paciente al producirse un diagnóstico de cáncer.

Vacuna contra el cáncer: tratamiento en desarrollo que ayuda al sistema inmunológico a reconocer las células cancerígenas como dañinas y, por tanto, persigue su destrucción.

Vector: «vehículo» o transportador que transfiere genes al interior de las células durante la terapia genética.

Asociaciones y grupos de ayuda

American Cancer Society (ACS)
(en español) http://www.cancer.org/docroot/ESP/ESP_0.asp

Asociación argentina del cáncer (ASARCA)
Tucumán 731, 3.° - 1049 - Buenos Aires - Argentina
Tel/Fax : 4322 8405   www.asarca.org.ar.

Asociación de mujeres afectadas por cáncer de mama (AMACMEC)
C/ Olegario Domarco Seller, 93 Entlo. - 03206 ELCHE (Alicante)
Tel. 965 447 552 - www.amacmec.org.

Asociación española contra el cáncer (AECC)
Con representaciones en toda España, sede central en:
Amador de los Ríos, 5 - 28010 Madrid, Tel. 900 100 036 - www.to-docancer.com.

Asociación mexicana de ayuda a niños con cáncer (AMANC)
Magisterio Nacional N.° 100, Col. Centro de Tlalpan, C.P.14000, Deleg. Tlalpan, México, D.F. - Tel. 5513 7111 - www.amanc.org.

Asociación mexicana de lucha contra el cáncer, A. C. (AMLCC)
Chilpancingo 114 - 102 Col. Roma Sur - C.P. 06760 México, D. F.
Del. Cuauhtémoc - Tel. 55 74 03 93 / 55 74 04 22 - www.amlcc.org.

Asoción de padres de niños con cáncer (ASION)
Reyes Magos, 10, bajo - 28009 Madrid, Tel. 915 040 998-www.asion.org.

Federación española de niños con cáncer (F.E.P.N.C.)
Avenida Menéndez Pelayo, 41, 3.° dcha. - 28009 Madrid
Tel. 915 572 626 - www.cancerinfantil.org.

Fundación oncológica cáncer Chile

Dr. Torres Boonen, 520, Providencia, Santiago - Tel. 343 45 31/ 343 44 90 - www.cancerchile.cl.

Grup Àgata - Associació catalana de dones afectades per càncer de mama

Enrique Granados, 137 - 08008 Barcelona - Tel. 934 159 394 - www.bcn.es/tjussana/agata/c2.htm.

Sociedad anticancerosa venezolana

Calle Jalisco entre ppal. de las Mercedes y la Cinta, Edificio la Colonia piso 2 of 2A Urb Chulavista, Miranda, Venezuela Tel.: 58-212-9503231 - www.sociedadanticancerosa.org.

Índice alfabético

Índice

PARTE I. PASAR A SER PACIENTES ACTIVOS

Otros títulos recomendados

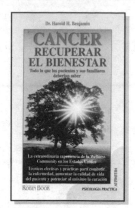

Cáncer. Recuperar el bienestar

Dr. Harold H. Benjamin

Todo lo que los pacientes y sus familiares deberían saber

A pesar de que las investigaciones en materia oncológica avanzan a un ritmo lento, pero esperanzador, existe una grave carencia en lo que respecta a la atención psicológica del paciente y a su círculo familiar directo. Consciente de ello, Harold H. Benjamin ha concebido un programa de apoyo psicosocial que viene a llen........................ en este terreno. En esta obra encontrará las te.... Wellness Community, basadas en el concepto de «paciente activo» y ... tratamientos médicos convencionales con los principales avances en psic....

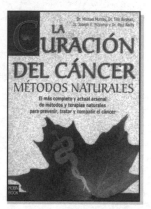

La curación del cáncer. M...

Michael Murray, Tim Birdsall,
Joseph E. Pizzorno y Paul Reilly

**El más completo y actual arsenal d...
naturales para prevenir, tratar y co...**

Este libro es de lectura imprescindible para.... padezcan cáncer o quieran prevenirlo y c... de herramientas que sirven para combat... para contrarrestar los efectos secundarios... des más prestigiosas en medicina natural ... por los más importantes centros estadounidenses para el tratamiento del c...

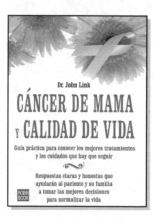

Cáncer de mama y calidad de vida

Dr. John Link

Guía práctica para conocer los mejores tratamientos y los cuidados que hay que seguir

Completamente al día, este libro da respuesta a todas las cuestiones sobre la elección de un especialista y un tratamiento médicos en el camino hacia la curación del cáncer de mama. Si a usted o a alguien conocido le han diagnosticado recientemente un cáncer de mama sabrá ya lo importante que es conocer los diferentes tratamientos médicos para tomar decisiones sólidas que le ayuden a seguir adelante. En este libro, el Dr. John Link, uno de los más destacados y reconocidos expertos en cáncer de mama de Estados Unidos, le proporciona todos los datos para ganar la confianza y la tranquilidad necesaria en estos casos y le proporciona la más novedosa información disponible sobre su enfermedad y sobre el mejor tratamiento a seguir.